老いない性ライフ

2つの重要なホルモンで活き活き

医学博士／性差医療専門医
清水 一郎 著

西村書店

老いない性ライフ——目次

セックス行為の知恵　

はじめに

興味本位ではなく、もっと医学的な立場から身近なセックスの大切さを語れないものだろうか、セックスレスがあたりまえの時代なんて、それでいいのだろうか。セックスを「秘め事」として、エロティシズムへの後ろめたさで情報の片隅に追いやるべきでないのでは？

私自身は、女性に肝臓病が少ない主要因に女性ホルモンのエストロゲンが関与していることを、1995年にベルリンで行われた欧州消化器病学会において、世界で初めて発表しました。以来、男女の性ホルモン研究にたずさわってきましたから、性ホルモンが深く結びついたセックスに関する情報を常に意識していたのです。

そんな中、2014年、ロンドンとパリからそれぞれ大変興味ある展覧会のニュースが飛び込んできました。

前者は、2013年秋から2014年初めにかけてロンドンの大英博物館で開催された「春画―日本美術の性とたのしみ」で、約9万人を動員するなど高く評価されたのです。

このニュースにはさらに続報があり、日本へ逆輸入して国内初の本格的な「春画（Shunga）展」が２０１５年9月から12月まで東京都文京区の永青文庫で開かれ、なんと84日目に来場者が20万人を突破したとか。ただし、検閲扱いの春画ですから国内での会場探しが難航したうえ、「18歳未満の入館禁止」付きなのです。

後者は、２０１４年10月から２０１５年1月までパリのマドレーヌ広場の一角に建つ美術館で開催された「カーマ・スートラ展」です。カーマ（性愛）・スートラは、古代インドのヒンドゥー教における性愛経典（本書の「コラム」でも紹介しています）ですが、欧米諸国では、セックスの体位を描いたセックスバイブルのような娯楽文献とみられることが多いのです。インドではより多くの愛を営む神ほどよい神で、セックスはすばらしい人生をたたえるためのものであって、人生の目的の1つだと考えられています。

考えてもみてください。日本の文化や社会は、古代インドの仏教（ヒンドゥー教から分派）文化と結びついて、古代インド文化から大きな影響を受けて成立してきました。日本人は、春画にユーモラスに描かれるほど、おおらかにセックスを楽しむ民族だったのです。しかし、明治を境に西洋の倫理観が浸透するにつれ、エロティシズムへの罪悪感が立ちはだかってきたのです。

今回、ようやく冒頭に述べたような「セックスを気楽に語る本」――『老いない性ライフ』をお届けできる運びになりました。

肌と肌が直接触れあえば、人は自分が必要とされていると感じることができます。性器の合体はその最上位に位置する信頼と愛情が育《はぐく》むコミュニケーションです。

ぜひ、本書を最後まで読み進めていただきたいと心より願っています（興味のある話題からお読みいただければと思っています）。男性も女性も、健康で喜びに満ちたセックスライフを、最期を迎えるその日まで貫いていただきたいからです。

第１部
したいのにできない

したい気持ちがあるのに、
どうにもこうにも勃起してくれない。
まずはそんな男性に聞いてほしい話から
始めたいと思います。

自分の肉体に問題（心因性・器質性 ED や性欲の減退）があったり、相手との関係性に問題がある場合について（相手との関係性については第２部でも述べます）。

身体的な理由―ＥＤ（勃起不全）

勃起のメカニズム

勃起は、ペニスの上半分以上を覆っている陰茎海綿体（**図１参照**）に血液が一気に充満して膨張し、硬くなる現象です。

このとき、膨張した海綿体を取り囲む平滑筋は弛緩して伸びきっており、血管はしなやかに広がっています。ペニス全体の約３分の１にあたる根元は、身体の中に斜め上向きの状態で埋まっていますので、**膨張し硬くなったペニスは自動的に上向きに立つ**ことになります。

ただ、加齢とともにペニスの根元を支えている筋肉（骨盤底筋。別名：セックス筋）が衰えてくるため、中高年になれば必然的に勃起の角度はゆるくなります。これは、当然のことであり、セックスにはなんら支障はありません。

通常ペニスは、６～８㎝の長さですが、勃起によって10～13㎝に伸び、大きさも３倍前後に膨張します。

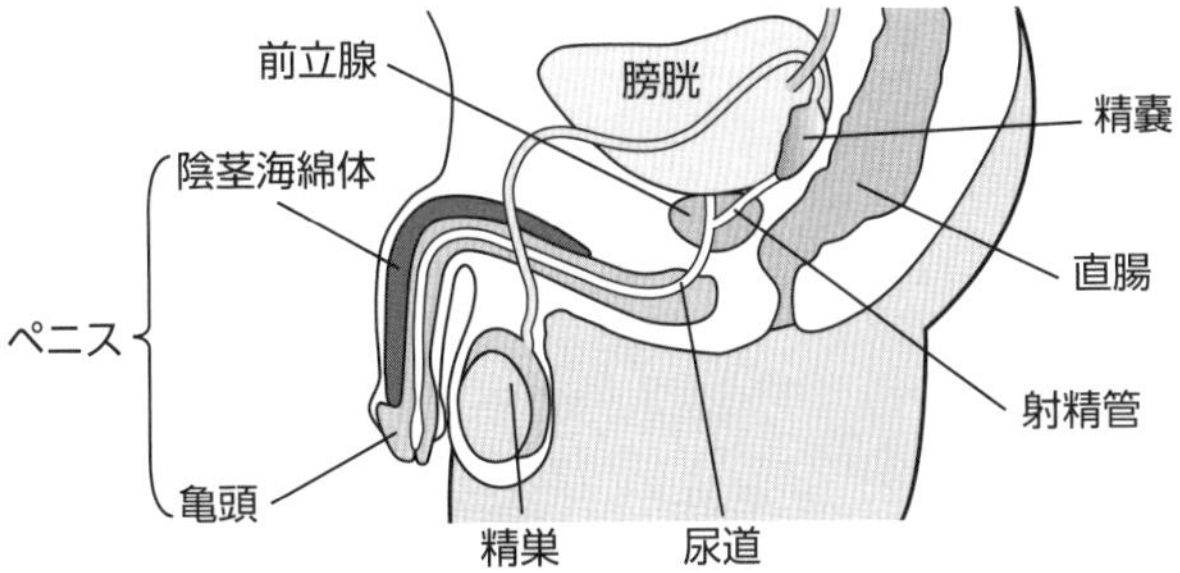

図１　男性器
ペニスが勃起すると硬くなって立ちますが、加齢とともに立つ角度は落ちてきます。また、ペニス先端の亀頭はもとから軟らかく、硬くなることはありません（文献１を改変）

男性にとって「大きさ」は気になるものですが、個人差があり、小さくてもセックスにおいて不利益になることはありません。**大きさよりも勃起の度合い、つまり硬さの方がより重要**です。また、「全体が硬くならない」と間違った心配をされている方がいらっしゃいますが、勃起してもペニス先端の亀頭だけは決して硬くなりません。これは、女性の身体を傷つけないように、もとから軟らかいからです。

勃起を促す刺激には２種類の神経ルートが存在します。

１つは、性的に興奮しているという情報（性欲）を脳からペニスに伝える神経ルートです（図２参照）。もう１つは、ペニスを直接刺激することで、

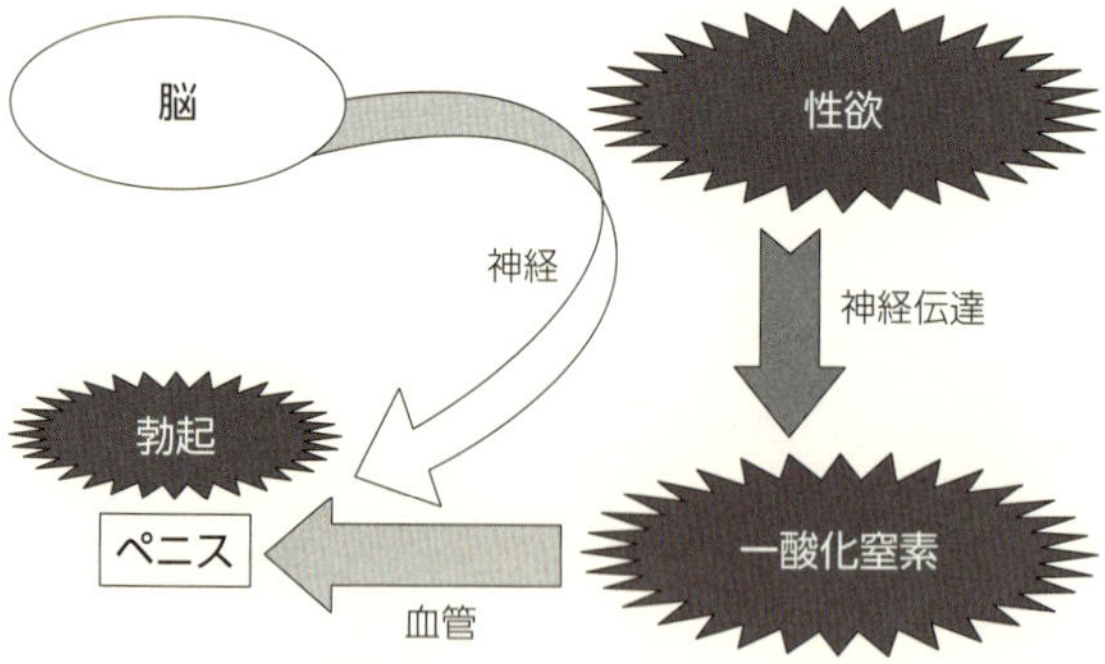

図２　脳とペニスの勃起連係
勃起には、性的刺激を伝える「神経伝達物質」と血管を拡張させてペニスに血液を一気に流入させる「血管拡張物質」が必要。この両者を兼ね備える物質が一酸化窒素です

脳を介さないで反射的に勃起を促す神経ルートです。

脳に性的な興奮を与える刺激とは、女性の裸体や性的画像、動画などの視覚刺激のほかに、身体に触れる触覚刺激、言葉や音楽などの聴覚刺激、唇や舌を介した味覚刺激、そして匂いの嗅覚刺激が存在します。

こうした五感刺激の中では、視覚による性的刺激が最も即効性があります。

性的刺激をペニスに伝えるには、神経に情報を伝達する**「神経伝達物質」**が必要です。さらに、勃起を成立させるにはペニスに血液を一気に流入させるために、血管を拡張させる**「血管拡張物質」**がなくてはなりません。この**両方の役割を担っているのが一酸化窒素**です。

医学的な立場から、勃起に最小限必要な項目をリストアップすれば、次の3点にまとめることができます。

- 性的興奮刺激
- しなやかに拡張する血管（動脈硬化などのない健康な血管）
- 一酸化窒素（神経伝達物質と血管拡張物質の両作用を兼ね備える）

勃起のメカニズムにおいて不思議なのは、**心や身体が興奮した状態では勃起が起こらないことです。**リラックスして心穏やかな状態でないと、脳の性的興奮刺激をペニスが受け入れることができません。

前述したように、勃起とは、海綿体を取り囲む平滑筋が弛緩して血管が拡張し、血液が流入してはじめて可能となるペニスの膨張現象です。その平滑筋の弛緩をコントロールできるのが副交感神経なのです。

勃起するためには副交感神経の活性化が必要です。心身が興奮しているような交感神経が高ぶった状態だと、リラックスモードの副交感神経の働きが鈍り、海綿体の平滑筋は伸

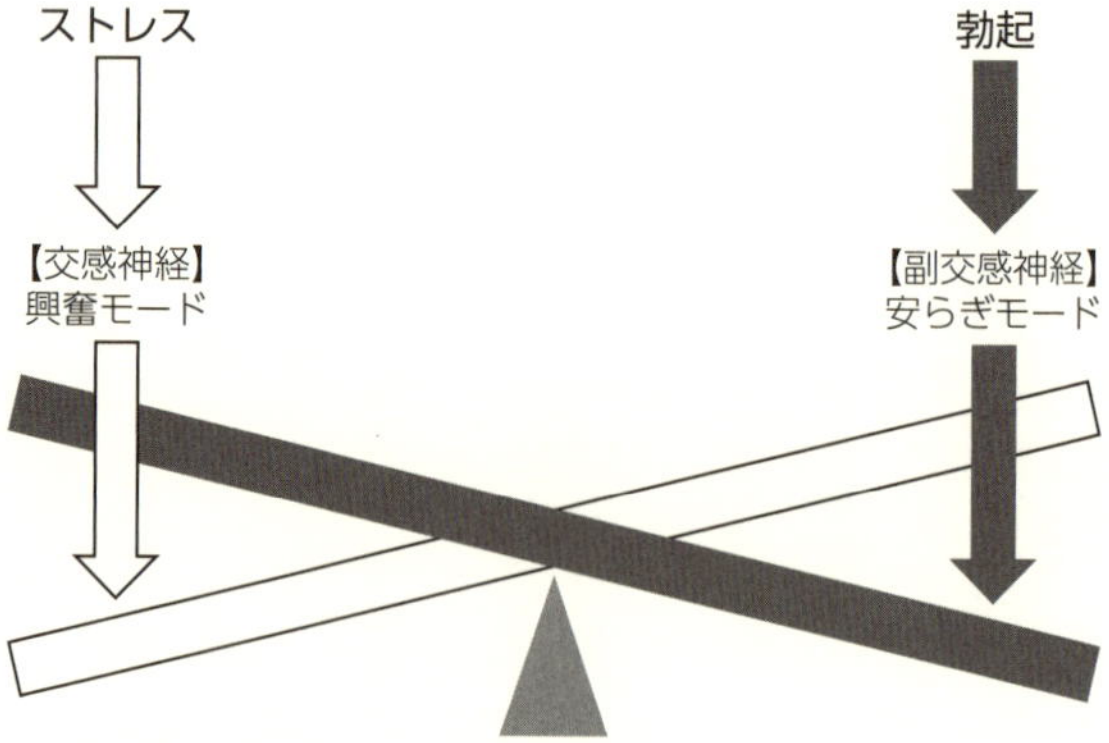

図３　自律神経の副交感神経と交感神経
勃起には平滑筋に作用する副交感神経が必要で、ストレス時には逆に交感神経が優位になります

びきることができません。このため、海綿体へ血液流入が起きず、ペニスは勃起することができないのです。

　副交感神経は、二系統存在している自律神経の片方で、もう1つは交感神経です。この**2つの神経システムはシーソーのように、一方が高ければ他方が下がる**特徴があります。副交感神経が癒しとリラックスの「安らぎモード」を促し、交感神経が元気ハツラツの「興奮モード」を手助けしています（図3参照）。

　交感神経の興奮状態が過ぎ去って、副交感神経の**安らぎ状態にスイッチが入れば、ムラムラモードに突入する**ことができます。興奮、緊張、不安などが強ければ強いほど、それから解放された途端に性欲が噴出しやすくなります。

自律神経のアンバランスはストレスが原因で起きます。ストレスとは、交感神経が優位な状態だからです。たとえば、職場や家庭のストレスが続くと、交感神経の興奮状態が長引き、イライラや不眠などが起こります。副交感神経が抑制され、なかなか活性化されずにいると、自律神経の失調状態におちいってしまいます。これでは、勃起を起こすことなど容易にできるはずがありません。

勃起を促すには、**脳への性的刺激より、むしろストレスをやわらげる癒しの刺激こそがより大事**なのです。

EDとは

勃起しなかったり、途中で萎《な》えてしまう「中折れ」などのＥＤ（勃起不全）には、大きく分けて心因性と器質性の２つの原因が知られています（**図４参照**）。

●心因性 ED（勃起機能に問題なし：主に 30 代、40 代）
・職場や家庭のストレス
・セックスの不一致（パートナーが「その気」にならないなど）
・子づくりのプレッシャー
・過去のセックスの失敗
・その他（長い間セックスなし、マスターベーションでなら OK など）

●器質性 ED（勃起機能に問題あり）
・男性更年期障害（テストステロン不足）
・うつ病
・前立腺肥大症
・動脈硬化（肥満、脂質異常症、高血圧、糖尿病、狭心症・心筋梗塞、脳卒中などで血管がさびついて硬くなる障害）
・神経障害（脳卒中、糖尿病、アルツハイマー型認知症などで勃起を促す神経が障害）
・手術や外傷（ペニスの血管や神経を障害する外傷、前立腺肥大症、前立腺がんなどの手術による障害）

●薬剤性 ED（勃起機能に問題あり）
・睡眠薬、抗不安薬、抗うつ薬、脂質異常症治療薬、降圧剤、不整脈治療薬、胃潰瘍治療薬、筋弛緩剤などによる副作用

図４　ED の原因
勃起には、性的刺激を脳で感じて、それをペニスに伝える神経と陰茎海綿体に血液を送り込む血管が必要です。この中のどれが障害されても ED となります

心因性ＥＤは、職場や家庭のストレス、うつ、セックスの不一致、過去にセックスで失敗したなどの精神的な原因で起こるもので、心理的要因が解消すればＥＤも改善します。

また最近では、子づくりのプレッシャー、いわゆる「妊活」による心因性ＥＤも増加傾向にあります。

器質性ＥＤは、主な男性ホルモンである**テストステロン不足**、高血圧、糖尿病、狭心症・心筋梗塞などの心臓病などにも発展する動

脈硬化、また勃起を促す神経が障害されている、たとえば脳卒中（脳梗塞や脳出血などの総称）やアルツハイマー型認知症などの病気が原因で起こります。

心因性EDも、たとえばストレスやプレッシャーが続けば勃起機能が障害され、器質性EDにおちいる場合があります。ストレスが男性ホルモンのテストステロン分泌を抑制し、動脈硬化をはじめとするさまざまな病気を引き起こすからです。

EDは生活習慣病

EDとは、具体的には「勃起するけれど持続できない」「挿入しても途中で萎えて抜けてしまう」「性欲や性的な興奮はあるのになかなか勃起しない」などの状態を意味します。ペニスが硬くならないなどの勃起困難より、勃起が続かない、すなわち中折れに悩む男性が多数います。中折れの男性ははじめは勃起が可能なことから、自分がEDだとは自覚していないこともあります。**中折れは勃起不全の中でも軽症な部類に属しますが、残念ながら立派なED**です。

EDの原因で最も多いのが、心理的要因（心因性）で、勃起機能には問題がありません。

30代、40代に高頻度に認められ、今日のセックスレス社会を生み出す原因の１つでもあります。

勃起機能は、残念ながら加齢に伴い低下してきます。一般に30代以降の男性は、少しずつですが、男性ホルモンのテストステロン分泌が落ち、性欲の減退を意識しはじめます。しかし、それ以上に**誰もが避けて通れないのが血管年齢**です。男性は40代（女性は50代）から、血液の流れを妨げる血管の老化が明らかになりだすからです。

勃起とは、ペニスの血管に血液が一気に流入して充満することですから、**血液がスムーズに流れるしなやかな血管が必要**です。ところが、ペニスの血管は身体の中で最も細いため、やっかいな問題が起こります。加齢の影響をまともに受けて、大変細くデリケートなペニスの血管が真っ先にさびついて硬くなるのです。

これは血管の老化現象で、動脈硬化と呼ばれます。より太い血管が支配している心臓や脳などよりも早く、動脈硬化があらわれます。

加齢によるテストステロンの減少

血中のテストステロン濃度は、10代後半から20代前半がピークで、以後加齢とともにゆっ

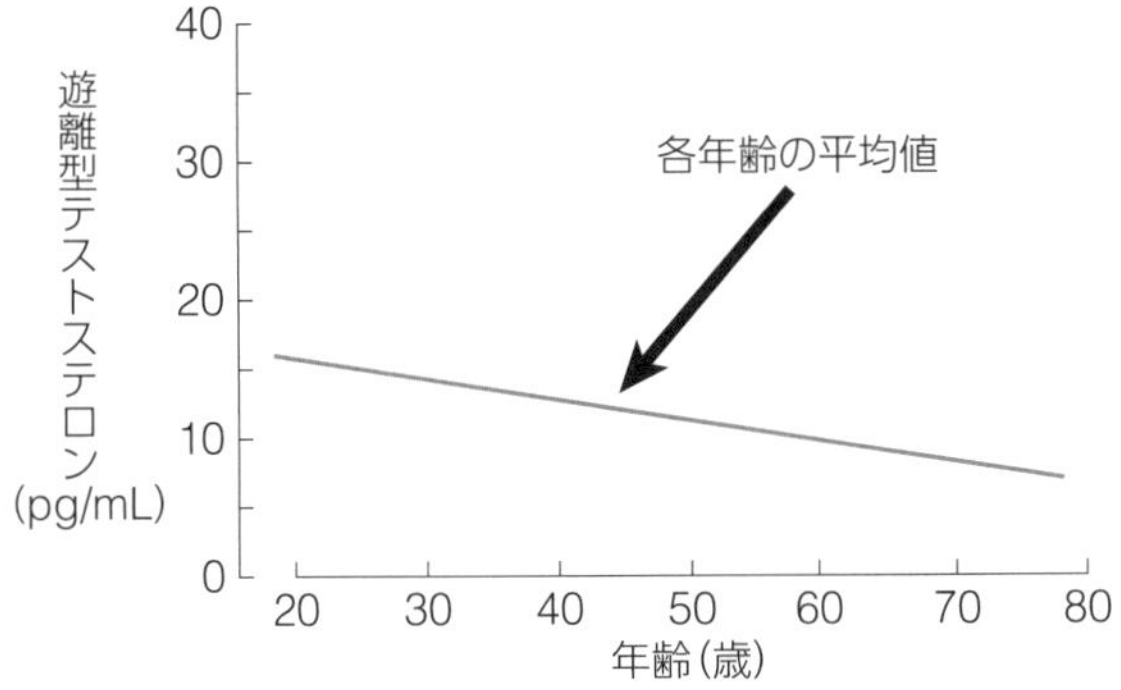

図5　テストステロンの血中濃度
各年齢の平均値は加齢に伴いゆるやかに低下していきますが、個人差がきわめて大きい（専門的には「遊離型」と呼ばれる種類のテストステロンが測定されます）（文献4を改変）

くりと減少していきます。ただ、個人差がきわめて大きく、多い人と少ない人では3倍もの差が認められたり、60代や70代になっても20代と変わらない人が結構いたりします（図5参照）。

加齢以外に**テストステロンの分泌を下げる最大の原因は、心身のストレス**です。ストレスが続けば、アドレナリンやコルチゾールなどのストレスホルモンによって、ホルモンの分泌バランスが乱れてしまうからです。

運動不足、偏った食事、肥満、飲酒、喫煙、不眠などの身体のストレスの影響も強く、中でも**肥満はテストステロン分泌を大きく低下させる**ことがわかっています。そして、それらがまた新たなストレスを生み出すといった悪循環にもおちいりがちです。

身体のストレスに加えて、働き盛りの男性は、仕事の重圧や人間関係などの心のストレスも受けやすく、ホルモン分泌を急激に下げる原因となります。

さらに、多くの男性が家庭でもなんらかのストレスを感じています。心身のストレスから性欲や勃起力の減退を実感することが増え、定常的なセックスレスに発展してしまいます。

テストステロン分泌が急激に低下すれば、更年期障害があらわれます。男性の更年期障害は、女性の更年期障害と似ていながらも、男性特有の症状が加わります。

性的な画像や想像の女性対象などで勃起可能であれば、心因性です。ちなみに、結婚してもマスターベーションをする男性はきわめて多く、ある調査によれば、30～40代の既婚男性の80％以上が少なくとも週に1回はマスターベーションをしています。

パートナーとはその気にならなくとも家庭外の生身の人間とならば可能だという人は、また別の問題です。不倫の経済的・精神的負担の重さと倫理的制裁を考えれば、支払う代償がいかに大きいか容易に想像がつくはずです。

勃起機能は正常だが一過性の心因性ＥＤにおちいっているのか、うつ病や前立腺肥大症ではないか、テストステロン不足の更年期障害で器質性ＥＤにおちいっているのではないかなどを**判断するには、「朝立ち」の有無を確認**しましょう。

朝立ちは健康のサイン

朝立ちは正式には「夜間陰茎勃起現象」といい、ペニスへの性的刺激などにかかわらず、副交感神経が支配している睡眠時に自然と勃起する現象を指します。

朝立ちがあれば勃起機能には問題がなく、ペニスの血管には明らかな動脈硬化を認めず、テストステロン不足の更年期障害やうつ病でも前立腺肥大症でもありません。もしあなたがＥＤを自覚しているなら、その原因はストレスやセックスの不一致などの心理的要因にあるといえるでしょう。

私たちは、夢をみているレム睡眠（脳は活動中）と熟睡中のノンレム睡眠（脳は休止中）を、約90分サイクルで繰り返しながら眠っています。勃起するのはレム睡眠の間で、この状態で目覚めれば朝立ちしていることになります。健康な男性なら、一晩の睡眠中に3～4回の勃起が起こり、40代を例にとると睡眠時間の約30％は勃起しています。

また、朝は最もテストステロン分泌が高まっているので、この状態で目覚めると相当にスッキリした気分で朝を迎えられます。**朝立ちは健康状態を知らせる重要なサイン**なのです。

もし最低**3日に1度の頻度で朝立ちがあるなら、あなたの身体は健康**です。しかし**1週間以上朝立ちがなければ、真っ先に気に留めるべきは、更年期障害の危険を知らせるサイン**だということです。テストステロン不足で勃起できていないかもしれないのです。

さらに重要なことは、細いペニスの血管がすでに動脈硬化にさらされていることから、心臓や脳などのより太い血管にも波及する可能性が高いということです。

朝立ちがないことは、動脈硬化が引き起こす高血圧や糖尿病から心筋梗塞や脳卒中などにも発展する危険性をも示すサインなのです。

実際、勃起度の直接測定は医療行為として行われています。たとえば、ペニスの根元に目盛りのついた巻尺のようなバンドを巻きつけて就寝します。勃起が十分であれば、バンドが広がり目盛りがずれます。3日間測定して、睡眠時のペニス周囲が30㎜以上大きくなった日が1日でもあれば、勃起機能に問題はありません。

朝立ちを自分で確かめる一番簡単な方法は、**スタンプ法**です。就寝時4~5枚の縦につながった郵便切手(1円切手を使ってください。安上がりです!)をのり付け面を表にしてペニスの根元に巻きつけ、切手の両端のみを貼り付けあわせます。3日間計測し、1回でも切手のミシン目が切れていれば、しっかりと朝立ちが起こっている証拠です。

コラム　長命丸と女悦丸

江戸時代の裏長屋は、プライバシーの保持など不可能な住居環境でしたから、親や隣近所の「秘め事」を子どもたちは容易に学習することができ、性知識に早熟でした。男たちの風俗通いもおおっぴらで、女性も非常におおらかにセックスを楽しんでいたのです。このため、バイアグラに相当する(または、凌駕するかもしれない)秘薬が当たり前のように使用されていました。

たとえば、秘薬・秘具販売で知れわたった両国・四ツ目屋の主要商品が「長命丸《ちょうめいがん》」(ペニスへの塗布薬)と「女悦丸《にょえつがん》」(膣内に挿入する丸薬)でした。当時の川柳絵本に、自製した女悦丸を女房に試す四ツ目屋の亭主の図（亭主のペニスの半分以上に練り薬がべったりと塗られています）があります。

そこには、「四ツ目やの女房たびたびためされる」と「女房が受合ってうる女悦丸」の2句があり、ここでの詞書《ことばがき》を現代風に説明すると次のようになります（渡辺信一郎『秘薬秘具辞典　江戸時代の性愛文化』〈三樹書房〉より引用改変）。

亭主は今日の女悦丸の練り具合を気にして、「山椒《さんしょう》をもっと加えようか」と聞く。それを体感した女房は、「このくらいがちょうどよい。あまり山椒を効かせ過ぎると、事後も膣内がひりひりしてなりません」といって応じているのです。なんとも、楽し気な情景ではありませんか。

また、植物性の強精剤の「黄精《おうせい》」は、黄精売りの行商で庶民は馴染《なじ》んでいました。このことは、52歳で結婚した俳人の小林一茶が、子ども欲しさに黄精を愛飲しては、24歳年下の妻と壮絶な！性生活（時には1日に3回も5回もセックスを行う）を送っていたとされることでも理解できます。

ED三兄弟

器質性EDの大きな原因

器質性EDの大きな原因として、テストステロン不足による**男性更年期障害**、**うつ病**、**前立腺肥大症**があります。理解しやすいようにこれら3つの病気を「ED三兄弟」と名づけたいと思います（**図6参照**）。

日常生活ではそれぞれの病気の症状が重なりあっていたり、生活習慣のさまざまな要因が影響しあったりして、個々の病気の存在を指摘しにくい傾向にあります。これら3つの病気の共通点と相違点を説明したいと思います。

夜間頻尿は、就寝後にトイレのために1回以上目が覚めることです。トイレが近いことを「頻尿」といいますが、頻尿、尿が出にくい、残尿感（尿が残っている感じ）などの排尿障害の中で、男女ともに最も頻度の高い症状が、夜間頻尿です。昼間の頻尿より訴える人が多いのです。

病名	男性更年期障害	うつ病	前立腺肥大症
主要病因	テストステロン不足	脳内神経伝達物質（セロトニンなど）の産生や機能の障害	●肥大の根本原因不明 ●加齢がより強く影響
男性患者の共通点	●ED、うつ症状、夜間頻尿 ●悪しき生活習慣、職場や家庭のストレスなどが影響 ●テストステロンの分泌低下 ●一酸化窒素の産生低下		
相違点	セックス機能の低下や「ひげの伸びが遅い」などの身体症状がより強い	●自殺例がある（男性の死亡者が多い） ●女性の発症が２倍多い（女性ホルモンが影響）	●前立腺が肥大して、尿道や膀胱を圧迫する症状がより強い ●射精や精子の機能に悪影響を及ぼす

図６　ED 三兄弟の比較

共通して ED、うつ症状（悲観的・否定的気持ちなど）、夜間頻尿（就寝後の頻回のトイレ）を認めることがあります。男性のうつ病でテストステロン不足になれば男性更年期障害を合併したことになります。前立腺肥大症は 50 代以降に多い病気で、排尿障害で悩む男性の大半を占めています

一般に、夜間の尿回数が３回以上になると不眠などを引き起こし、治療対象になります。現在、40代以上の男性の約70％が１回以上の夜間頻尿を経験しています。治療対象となる３回以上に限れば、女性より男性に多い症状です。この**夜間頻尿は、テストステロンと関係**しています。

テストステロンは、性欲を強く促す作用に加えて、一酸化窒素を産生する作用があります。一酸化窒素は、ペニスの神経へ性的刺激を伝え、海綿体の平滑筋に働いて血管を拡張させ勃起を引き起こす物質です。

勃起するためにも、勃起が持続するためにも、一酸化窒素の持続的な産生は絶対不可欠です。

つまり、テストステロンが減少すれば、脳が性的刺激を感じなくなるばかりか、それをペニスに伝える神経伝達物質兼血管拡張物質の一酸化窒素が減少し、勃起や勃起の持続に必要な血管の持続的拡張が起こらなくなるのです。

さらに、テストステロンは、尿を濃縮するバソプレシンと呼ばれるホルモンの分泌を増やしたり、一酸化窒素を介して膀胱をスムーズに広げたりして、より多くの尿を貯めるよう促すことができます。しかし、テストステロンが少なくなれば、濃縮されていない尿が貯留し、すぐに膀胱が反応してトイレが近くなり、膀胱の柔軟性がなくなってすみやかな排尿もできなくなります。

男性には女性の半分ほどの発症頻度しかないうつ病は、一般に「心の病気」だと思われていますが、実は脳内のセロトニンなどの神経伝達物質の産生と機能に障害があり、一酸化窒素の産生も落ちる**れっきとした身体の病気**でもあります。

本来テストステロン分泌量がいくらであろうと、うつ病診断には関係がありません。しかし、**男性のうつ病のほとんどが、職場での仕事の重圧や人間関係などのストレスが原因で発症する**ために、男性更年期障害と同じくストレスによってテストステロン分泌が低下します。男性更年期障害ほどのテストステロン不足にはおちいりませんが、この２つの病気の原因や症状には共通点があって、大変まぎらわしいのです。

主要症状である「性欲の低下」「勃起力の低下」などのセックス機能の低下症状、「意欲がわかない」「どん底にいると感じる」「不眠」などのうつ症状、さらに夜間頻尿があるからです。

うつ病を放置すれば、自殺や自殺未遂につながります。自傷行為を含む自殺未遂は女性に多いのですが、より致死的な方法を選択しがちな男性は残念ながら死亡例が多くなります。

うつ病と違って、男性更年期障害ではテストステロン不足でセックス機能低下の症状や「ひげの伸びが遅い」などの特異な身体症状がより強くあらわれます。

男性更年期障害

男性の場合、女性の閉経のような劇的な性ホルモンの分泌低下がないだけに、男性更年期障害の概念は、一般に広く認知されているとはいえません。

そもそも女性の更年期障害に対するホルモン補充療法の実施率が欧米と比較して低いわが国の現状で、男性の性ホルモン不足に対する関心が一段と低調だったからです。そのうえ、テストステロン値の個人差がきわめて大きく、職場や家庭などでのストレスや悪しき生活習慣により、急激にテストステロン分泌が低下して、人によれば30代から早くも更年期障害があらわれたり、逆に60代や70代になってもテストステロンの分泌が旺盛なままだったりして発症時期や実態がわかりにくいことが影響しています。

男性更年期障害が加齢に伴う一般現象として受け止められて、病気としての概念が浸透していなかったのです。

２０００年代になって、日本の専門家集団がテストステロン不足による男性の**性機能低下の総称としての男性更年期障害を、新たに「ＬＯＨ《ロー》（加齢男性性腺機能低下）症候群」と命名**して診断と治療の啓発を始めています。ＬＯＨ症候群の名前にはテストステロン不足を強調する意図もあるのですが、本書では、わかりやすく「男性更年期障害」の名称に統一して使用します。

テストステロンは冒険的・闘争的性格をつくり、男性らしいたくましい身体の形成と強いセックス力を促します。男性にとっては、**それらが失われる喪失感**が強く、女性の更年期症状以上に「意欲がわかない」「落ち込み」などのうつ症状が出やすいのです（図７参照）。「多汗（汗のかきやすさ）」や「顔のほてり」などの自律神経失調症状の出やすい女性の更年期症状とは明らかに異なっています。

ここで改めて主要な更年期症状を説明します。

「意欲がわかない」「どん底にいると感じる」「不眠」などのうつ症状や「イライラする」「神経質になった」「不安感」などの精神・心理症状に加えて、「筋力の低下」「関節痛」「頻尿（夜間頻尿が多い）」「ひげの伸びが遅くなった」などの身体症状、そして**性欲・勃起力の低下や朝立ちの減少**などのセックス機能症状があります。

男性更年期症状の確認のために、ぜひ**ＡＭＳ質問票**（図８参照）で自己チェックをしてください。ＡＭＳ質問票は世界中で最も使われている男性更年期障害（正確にはＬＯＨ症候群）の自己診断用チェックリストです。

精神・心理症状、身体症状、セックス機能症状の合計17問で構成されていて、各設問に

●精神・心理症状
- ・意欲がわかない、落ち込み、涙もろい、くよくよしやすい
- ・どん底にいると感じる
- ・不眠、ぐっすり眠れない
- ・イライラする、不機嫌になる
- ・神経質になった、緊張しやすい
- ・不安感、寂しさを感じる
- ・集中力の低下
- ・記憶力の低下
- ・性欲の低下、セックスが楽しくない

●身体症状
- ・筋肉量・筋力の低下
- ・腰や関節などの痛み
- ・手足のしびれ
- ・多汗、顔のほてり
- ・疲労感、眠気
- ・行動力・活動の低下
- ・めまい、耳鳴り
- ・頻尿、尿が出にくい
- ・動悸、息切れ
- ・ひげの伸びが遅い
- ・骨折しやすい
- ・内臓脂肪の増加

●セックス機能症状
- ・勃起力の低下
- ・朝立ちの回数減少

図7　テストステロン不足による男性更年期症状

女性の更年期症状に似ていますが、女性よりは「意欲がわかない」「落ち込み」などのうつ症状が出やすく、男性特有の「筋力の低下」「頻尿(夜間頻尿が多い)」「尿が出にくい」「ひげの伸びが遅い」「勃起力の低下」「朝立ちの回数減少」などがあります

	症状	なし	軽い	中等度	重い	非常に重い
	点数	1	2	3	4	5
1	総合的に調子が思わしくない（健康状態、本人自身の感じ方）					
2	関節や筋肉の痛み（腰痛、関節痛、手足の痛み、背中の痛み）					
3	ひどい発汗（思いがけず突然汗が出る、緊張や運動とは関係なくほてる）					
4	睡眠の悩み（寝つきが悪い、ぐっすり眠れない、目覚めが早く疲れがとれない浅い睡眠、眠れない）					
5	よく眠くなる、しばしば疲れを感じる					
6	イライラする（当たり散らす、些細なことですぐ腹を立てる、不機嫌になる）					
7	神経質になった（緊張しやすい、精神的に落ち着かない、じっとしていられない）					
8	不安感（パニック状態になる）					
9	身体の疲労や行動力の減退（全般的な行動力の低下、活動の減少、余暇活動に興味がない、達成感がない、自分をせかせないと何もしない）					
10	筋力の低下					
11	憂うつな気分（落ち込み、悲しい気持ち、涙もろい、意欲がわかない、気分のムラ、無用感）					
12	絶頂期は過ぎたと感じる					
13	力尽きた、どん底にいると感じる					
14	ひげの伸びが遅くなった					
15	性的能力の衰え					
16	朝立ちの回数減少					
17	性欲の低下（セックスが楽しくない、性交の欲求が起きない）					

図８　男性更年期障害の AMS 質問票
症状の程度の点数が 17 ～ 26 点＝正常、27 ～ 36 点＝軽度、37 ～ 49 点＝中等度、50 点以上＝重度の異常と判定（文献４を改変）

対して症状の程度に応じて5段階（1〜5点）で評価するものです。合計85点中26点までなら「正常」で、27点以上なら「異常」と判定します。点数が上がればそれだけ重症度が増すことになります。

ＡＭＳ質問票で27点以上の異常と自己判定した場合は、泌尿器科、または「**メンズヘルス外来**」と呼ばれる男性更年期障害を専門とするクリニックや病院を受診して、血中テストステロン値などを調べてください。ＡＭＳ質問票で異常と判定しても、テストステロン不足が原因ではないＥＤやうつ病などが含まれている場合も多いからです。

「メンズヘルス外来」は、男性更年期障害以外にもＥＤ、排尿障害（多くが前立腺肥大症が原因）、さらに男性型脱毛症（ＡＧＡ）などの男性特有の病気に特化した外来です。２００６年に「日本Men's Health医学会」が設立され、同学会が認定した「メンズヘルス外来」を開設している全国のクリニックや病院が学会専用のホームページ（http://mens-health.jp/clinic）で公開されています。ぜひ活用してください。

漢方薬	特徴
補中益気湯《ほちゅうえっきとう》	テストステロン分泌を高めたり、テストステロン同様の作用を発揮したりします。ストレスホルモンの分泌を下げます。精子活動を活発にし、食欲低下や疲労の改善効果があります
八味地黄丸《はちみじおうがん》	滋養強壮作用や貧血症状の改善作用があります。特にテストステロンと同様の男性ホルモンであるDHEAの分泌を高め、前立腺・膀胱・生殖器などの下半身の機能低下に効果があります
牛車腎気丸《ごしゃじんきがん》	血液や水分の循環を改善します。特に一酸化窒素の分泌を高めて勃起を促し、精巣機能を回復し、夜間頻尿などの排尿障害改善効果も発揮します

図９　男性更年期障害の漢方治療薬

男性更年期障害の治療

ＥＤ三兄弟の男性更年期障害・うつ病・前立腺肥大症のそれぞれの治療薬を中心に説明します。最初に男性更年期障害です。

テストステロン不足による男性更年期障害の診断が確定すれば、まず心身のストレスの原因となる運動不足、偏った食事、肥満、飲酒、喫煙、不眠などの生活習慣の改善に取り組んでください。肥満を筆頭とする生活習慣病はテストステロン分泌を減少させる主要原因だからです。そして心身のストレスや症状改善に有効な**漢方薬**などの薬を服用します。

漢方薬は東洋医学に用いられている治療薬で、植物の有効成分を抽出して利用しています。現在、保険診療で処方できる数多くの治療薬の中で、補中益気湯《ほちゅうえっきとう》、八味地黄丸《はちみじおうがん》、牛車腎気丸《ごしゃじんきがん》の３つ（図9参照）はテストステロン不足の男性更年期障害に対してよく処方される漢方薬です。

また、注射を用いた**テストステロン補充療法**を相談と納得のうえで受けることをおススメします。具体的には、現在保険適用のあるテストステロン注射薬を２〜４週に１回の頻度で筋肉内に注射します。

テストステロンは、その強力な「筋肉増強作用」のために、国際オリンピック委員会が指定するドーピング防止法の禁止薬物の１つです。しかし、テストステロン補充療法は、適度な使用量を守ればきわめて安全に続けられる治療法です。国内ではまだ２万人ほどしか補充療法を受けていませんが、アメリカでは、すでに年間約１７０万人がテストステロンの恩恵を受けています。その作用の及ぶ範囲は、**セックス機能を含めた男らしさの全面復権**なのです。

困った点は、男性更年期障害の治療をどこで受けていいのか、悩ましいことです。血中のテストステロン濃度測定などの検査だけなら一般の内科で実施できます。ただ、必要に応じて男性更年期障害治療を受けることを考えているなら、前述した「メンズヘルス外来」

（学会が認定した全国の「メンズヘルス外来一覧」参照）の受診をおススメします。

男性の皆様、「敷居が高い」「面倒くさい」などと思わないで、あなたの健康で円満な夫婦生活のためにも、ぜひ気楽に相談してください。

うつ病

うつ病が女性に多い最大の理由は、女性ホルモンのエストロゲンとプロゲステロンに由来しています。

エストロゲンが副交感神経と同じような働きをして、気持ちをリラックスさせるのに対して、プロゲステロンは交感神経に準じた作用を示して、気持ちを奮い立たせる作用があります。少々悩ましいのは、エストロゲンとプロゲステロンが月経周期に合わせて分泌パターンが異なり、それに**連動して心身の状況が微妙に変化する**ことです。

通常５日前後の月経の後、エストロゲンが強く分泌される8～10日間は心身が一番安定している時期です。月経開始から数えて14日目に排卵が起こり、その直後から今度はプロゲステロンの分泌が優勢になると、心身にとって少々不調な時期が次の月経開始まで続く可能性があります。むくみ、頭痛、肩こりなどの身体のトラブルから、イライラなどの不安定な精神状況におちいることもあります。

このようなアップダウンのある心身の不安定状態が続くと、脳内では過度にストレスホルモンが分泌されるために、神経伝達物質（セロトニンなど）がスムーズに働かなくなります。このうえに日常生活のさまざまな摩擦、衝突やショッキングな出来事、自身や家族の健康状態や将来に対する不安などの過度のストレスが重なると、神経伝達物質の機能がマヒしてうつ病に発展します。


女性の社会進出に伴い、男性同様**女性においても、職場でのさまざまなストレスに遭遇しやすい状況が確実に増加**しています。内閣府の調査によれば、共働き世帯が１９９７年に専業主婦世帯を逆転して上回って以降、今や共働き夫婦は全世帯の約60％に達し、専業主婦世帯（約30％）の２倍にまで増え続けています。

問題なのは、共働き世帯の30％あまりを占めるフルタイムで働く女性でさえ、家庭での家事、育児、教育などの負担が決して軽減されていないことです。なんとフルタイム勤務でこうした家事全般の80％以上を担っている女性が共働き夫婦の約３分の２に存在します。パートタイム勤務の場合のさらに重い家事負担はいうまでもありませんから、**今日の**

女性は、職場と家庭において、男性とは別次元のストレスを受けていることになります。

女性にうつ病が多い理由に、男性の家事負担への配慮のなさが重要な意味を持っているともいえます。私も含め、**男性の皆様の自覚と反省が必要**です。

一方の男性は、女性のようなエストロゲンとプロゲステロンの周期変動の影響を受けない代わり、強いテストステロンが逆に災いしています。テストステロンがつくり出す強い**「男らしさ」のステレオタイプ像が職場や家庭で暗黙裏に期待されている**からです。

すなわち職場や家庭が期待する（ジェンダーとしての）「男らしさ」なるものに男性自身が幻惑されている場合があります。終身雇用制や年功序列制から成果主義に移行した現代社会では、周囲からの評価が気になるのも当然です。悲観的・否定的気持ちなどうつ症状を呼び込むのは、まじめ、几帳面、努力家、仕事を他人に任せられないというタイプが多いのです。

このため、少々の無理や我慢を１人で抱え込み、克服できないのは「自分が悪い」からだと考えます。**人に嫌われることを恐れる傾向や、職場の同僚や上司、そしてパートナーにも悩みを打ち明けることをしない傾向**があります。これではうつ症状が坂道を転がるように加速度的に悪くなり、脳内神経伝達物質のセロトニンだけでなく同じ神経伝達物質（兼血管拡張物質）の一酸化窒素も減少し、ＥＤにおちいってしまいます。

うつ病は、これまで楽しんできた仕事や趣味などに意欲がわかない、憂うつで気持ちが落ち込み、不眠、食欲低下、体重減少、疲労感、落ち着かない、自殺願望、そして性欲低下などの症状が、**ほとんど毎日、2週間以上にわたって存在する病気**です。職場環境が変わったり何か気晴らしをしたりして症状がよくなれば、それは日常的な憂うつ状態であって、うつ病ではありません。診断はアルコール依存症（飲酒がやめられない病気）などの他の病気が除外された場合に確定します。

一般に**うつ病を見過ごしやすい場合**がいくつかあります。たとえば、発症初期のうつ病では、起床時のうつ症状が強いだけで、昼から夜にかけて改善したり、仕事や家事も最低限のことは淡々とこなしたりできます。また、必ずといってよいほど寝つきが悪く、夜中や早朝に目覚めるなどの不眠症状によって、日中元気がなく、食欲低下や疲労感などの身体症状をより強く実感するため、「心の病気」とは思わないのです。

少しでも思いあたる人は、うつ病の自己診断用チェックリストを試してください（図10

	項目	点数	症状	点数	症状
1	寝つき	0	問題ない（または、寝つくのに30分以上かかったことは１度もない）	1	寝つくのに30分以上かかったこともあるが、週の半分以下である
		2	寝つくのに30分以上かかったことが、週の半分以上ある	3	寝つくのに60分以上かかったことが、週の半分以上ある
2	夜間の睡眠	0	問題ない（夜間に目が覚めたことはない）	1	落ち着かない、浅い眠りで、何回か短く目が覚めたことがある
		2	毎晩少なくとも１回は目が覚めるが、難なくまた眠ることができる	3	毎晩１回以上目が覚め、そのまま20分以上眠れないことが、週の半分以上ある
3	早く目が覚めすぎる	0	問題ない（または、ほとんどの場合、目が覚めるのは起きなくてはいけない時間の、せいぜい30分前である）	1	週の半分以上、起きなくてはならない時間より30分以上早く目が覚める
		2	ほとんどいつも、起きなくてはならない時間より１時間早く目が覚めてしまうが、最終的にはまた眠ることができる	3	起きなくてはならない時間よりも１時間以上早く起きてしまい、もう１度眠ることができない
4	眠りすぎる	0	問題ない（夜間、眠りすぎることはなく、日中に昼寝をすることもない）	1	24時間のうち、眠っている時間は、昼寝を含めて10時間ほどである
		2	24時間のうち、眠っている時間は、昼寝を含めて12時間ほどである	3	24時間のうち、眠っている時間は、昼寝を含めて12時間以上である
5	悲しい気持ち	0	悲しいとは思わない	1	悲しいと思うことは週の覚醒している時間の半分以下である
		2	悲しいと思うことが週の覚醒している時間の半分以上ある	3	ほとんどすべての時間、悲しいと感じている

図10　男女のうつ病質問票

6	食欲低下	0	以前の食欲と変わらない、または、食欲が増えた	1	以前よりいくぶん食べる回数が少ないか、量が少ない
		2	以前よりかなり食べる量が少なく、食べるよう努めないといけない	3	まる1日(24時間)ほとんどものを食べず、食べるといってもなるべく食べようと努めたり、誰かに食べるよう説得されたときだけである
7	食欲増進	0	以前の食欲と変わらない、または、食欲が減った	1	以前より頻回に食べないといけないように感じる
		2	以前と比べて、食べる回数が多かったり、量が多かったりする	3	食事のときも、食事と食事の間も、食べたいという衝動にかられている
8	体重減少(最近2週間)	0	体重は変わっていない、または、体重が増えた	1	少し体重が減った気がする
		2	1キロ以上やせた	3	2キロ以上やせた
9	体重増加(最近2週間)	0	体重は変わっていない、または、体重が減った	1	少し体重が増えた気がする
		2	1キロ以上太った	3	2キロ以上太った
10	集中力/決断	0	集中力や決断力は以前と変わりない	1	時々、決断しづらいと感じたり、注意が散漫になるように感じる
		2	ほとんどの時間、注意を集中したり、決断を下すのに苦労する	3	読むことが十分にできなかったり、小さなことですら決断できないほど集中力が落ちている
11	自分についての見方	0	自分のことを、他の人と同じくらい価値があって、援助に値する人間だと思う	1	以前よりも自分を責めがちである
		2	自分が他の人に迷惑をかけていると強く思っている	3	自分の大小の欠陥について、ほとんど常に考えている
12	自殺や死についての考え	0	自殺や死について考えることはない	1	人生が空っぽに感じ、生きている価値があるかどうか疑問に思っている
		2	自殺や死について、週のうち数回は、数分間にわたって考えることがある	3	自殺や死について1日に何回か細部にわたって考える、または、具体的な自殺の計画を立てたり、実際に死のうとしたりしたことがある

図10　男女のうつ病質問票(続き)

13	一般的な興味	0	他人のことやいろいろな活動についての興味は以前と変わらない	1	他人のことやいろいろな活動について、以前より興味が薄れていると感じる
		2	以前好んでいた活動のうち、1つか2つのことにしか興味がなくなっていると感じる	3	以前好んでいた活動に、ほとんど興味がなくなっている
14	活動の気力のレベル	0	以前の活動の気力のレベルと変わりない	1	以前よりも活動の気力が落ちて疲れやすい
		2	普段の日常の活動(例：買い物、宿題、料理、出勤など)をやりはじめたり、やりとげるのに、大きな努力が必要である	3	ただ活動の気力がないという理由だけで、日常の活動のほとんどが実行できない
15	動きが遅くなった気がする	0	普段どおりの速さで考えたり、話したり、動いたりしている	1	頭の働きが遅くなっていたり、声が単調で平坦に感じる
		2	質問に答えるのに何秒かかかり、考えるのが遅くなっているのがわかる	3	最大の努力をしないと、質問に答えられないことがしばしばある
16	落ち着かない	0	落ち着いている	1	そわそわしていて、手をもんだり、座りなおしたりせずにはいられない
		2	動き回りたい衝動があって、かなり落ち着かない	3	時々、座っていられなくて歩き回らずにはいられないことがある

図10　男女のうつ病質問票(続き)

睡眠に関する項目グループ(第1～第4項目)、食欲や体重に関する項目グループ(第6～第9項目)、精神運動状態に関する項目グループ(第15、第16項目)は、それぞれのグループ内で最も点数が高いものを1つだけ選びます。それ以外の6項目(第5、第10～第14項目)は、それぞれの点数を加算し、上記した3つのグループと合わせた計9分野の合計点数(0～27点)で評価します。点数が0～5点＝正常、6～10点＝軽度、11～15点＝中等度、16～20点＝重度、21～27点＝きわめて重度のうつ病と判定。6点以上の場合にはうつ病の可能性がありますので、心療内科や精神科などを受診してください(文献6を改変)

参照)。世界10カ国以上で使われている「簡易抑うつ症状尺度」(QIDS-J)と呼ばれている質問票です。もちろん、男性・女性どちらにも適用します。

ぜひ、質問票の自己診断用チェックリストに答えていただき、計9分野の合計点数を算出してください。合計点数(0~27点)が6点以上の場合にはうつ病の可能性がありますので、一度、心療内科や精神科などを受診してください。

うつ病の治療

次にうつ病の治療です。うつ病治療薬と同等かそれ以上に「休養」と「考え方の見直し」が治療の柱となります。

うつ病だとわかれば、まず一番に仕事や家事を休んでください。「休んだら同僚や家族に迷惑をかける」だの、「休みを有効活用して何かスキルアップを」などと考えてはいけません。数カ月はリラックスして休養し、心身の活力・意欲が回復することだけに専念してください。それが病気克服への一番の近道です。

休養中は、退職、離婚、引っ越しなどの**重大な決断は避け、抗うつ薬などのうつ病治療薬を服用**します。いくつかの抗うつ薬の中で最も使われているのが、神経伝達物質のセロトニンの働きを強くする薬です。

服用をはじめて２週間ほどで症状が少しおさまり、効果が出はじめます。状態がよいからといって服用をやめれば病気がぶりかえしてしまいます。症状のない状態を半年から１年以上にわたり継続してから、徐々に薬を減らしていきます。

同時に病気の再発予防のために、それまでの考え方や生活環境を改善してください。

長時間労働や休日出勤などの働き方や職場の人間関係などの心身のストレスになるような職場環境を根本的に見直し、喫煙、飲酒、睡眠などのすべての生活習慣を改善しましょう。

特に重要なのが考え方を変えることです。

ものごとを悲観的、否定的にとらえがちで、考え方の柔軟性が失われている場合が多いからです。悪い方ばかりに目がいって、限定的な解決法や見方にとらわれるような悪循環におちいっている人は、**違う方向から考える習慣を身につける**ことで、心身のストレスを軽減できます。

そのための方法として「**認知行動療法**」と呼ばれる精神療法があります。認知行動療法は抗うつ薬である程度回復した段階で開始します。

たとえば、「仕事で失敗した」という出来事を、「私は、何をやってもダメな人間だ」と受け止め（認知）、結果として「絶望的だ」「やる気が起きない」という感情や行動にあらわれます。その悲観的・否定的認知を是正し、「過去には成功例もあった」などの代わりの考え方を探して、「時には失敗もあるが、できることもある」と前向きな思考に転換していくのが、認知行動療法です。

認知行動療法は、医療機関に通院しながら受けるものですが、簡易的に自分1人でも実践できます。ストレスに感じた実際の出来事の受け止め方（認知）と感情・行動を日誌のように書き出すのです。

その認知に対する代わりの受け止め方を、「もし私の幼なじみか親友だったら、私の出来事をどのように受け止めるだろうか」と別の冷静な自分を想定して、**見方を変える**のです。すると「みんなが困っているときに、おまえだけが弱音を吐かなかった。今回の失敗を経験すれば、次はうまくいくよ」などと、きっと前向きにあなたを応援する考えが出てきます。

うつ病に限らず、落ち込むようなつらい出来事があれば、「もし私の幼なじみか親友だったら、どのように思うか」と対処するのも、また、パートナーに打ち明けるのもよいことです。本来、パートナーとはあなたの最大の理解者で応援者だからです。

前立腺肥大症

前立腺は、膀胱の真下にあって尿道を取り囲む栗《くり》の実ほどの大きさの臓器です。加齢とともにこの前立腺が肥大して尿道や膀胱を圧迫することで、夜間頻尿や尿が出にくいなどの排尿障害を引き起こす前立腺肥大症になります。

悪しき生活習慣や心身のストレスなどの影響で発症し、テストステロン分泌が低下しますが、前立腺がなぜ肥大するのか、その根本原因は不明です。同時に明確な関連性は不明ながらEDやうつ症状などが少なからず出現して悩む人が存在しています。

前立腺の肥大は30代から始まり、50代から急増します。夜間頻尿などの排尿障害を伴って日常生活に支障をきたすなどの場合のみ、治療対象となります。

このため治療を必要とするのは、実際に前立腺が肥大している人の4分の1ほどで、40代以下の男性ではほとんど治療対象になりません。しかし、**50代以上の排尿障害で悩む人**

の大半は、前立腺肥大症が原因です。

一方、男性更年期障害やうつ病に伴う排尿障害は早ければ30代から認めます。ただ、現実に起こっている多くの排尿障害は、これらの病因が複雑に絡みあっていて、**テストステロン濃度の低下が、三者に共通する夜間頻尿、ＥＤやうつ症状などに強く関連**しているのです。

前立腺肥大症の治療

前立腺肥大症が50代以降の男性に大変ポピュラーな病気であることを考えても、老化を早めるような悪しき生活習慣は改善する必要があります。前立腺肥大症はＥＤ三兄弟のメンバーでもあるからです。

特に過度な飲酒は利尿効果が上がって夜間にトイレのための覚醒を促し、喫煙は直接血管の老化を早め、前立腺や膀胱の柔軟性を弱くします。ともに前立腺を肥大させて、夜間頻尿を悪化させます。

さらに、**前立腺や尿道を支えている筋肉はセックス筋**です。

加齢と運動不足などで筋力は低下し血行も悪くなります。前立腺肥大や夜間頻尿、ＥＤ

予防のために、**セックス筋体操**をしましょう（詳しくは１３３ページ参照）。セックスの快楽のためには、体幹や下半身の筋肉量を増やすスクワットが最適ですが、ここでは**セックス筋のみの簡単な機能アップ体操**を紹介しておきます。

すなわち、**5秒間だけ肛門を締めて停止し、5秒かけてゆるめる動作を10回続けて**行います。**これを1セットとして毎日3回実施**します。

●**仰向けになって行う場合**は、足を肩幅に開いて、膝を立て、お腹に力が入っていないことを確認して。

●**椅子に座って行う場合**は、背筋を伸ばして椅子に腰かけ、足を肩幅に開いて。

●**立ったままの場合**は、背筋を伸ばして足を肩幅に開き直立し、手を机や壁について。

薬物治療は、肥大化した前立腺を小さくし、夜間頻尿や尿が出にくいなどの排尿障害を改善する目的で行います。

特に前立腺の筋肉の緊張をやわらげる薬などは、尿道の締めつけの軽減や膀胱の過緊張を鎮《しず》め、柔軟性を高めて尿を出しやすくする作用があります。男性更年期障害の治療薬として先に紹介した漢方薬の中でも特に八味地黄丸や牛車腎気丸は、前立腺肥大症や夜間頻尿に有効です。

また、本来は勃起改善薬として開発された薬（商品名シアリス〈後述します〉）が前立腺肥大症にも有効だとして、今日別の商品名（ザルティア）で保険適用されています。

薬物治療の効果が不十分な場合は、内視鏡を尿道に入れて、メスやレーザー照射で肥大した前立腺を小さくする手術などが行われます。

特にレーザー照射による**前立腺手術**は巨大化した前立腺組織だけをくりぬく方法です。周辺の神経、血管や組織のダメージが非常に少なく、術後には夜間頻尿が改善し、分泌増加を介してＥＤやうつ症状の解消まで期待できます。

以上の治療上の事実関係からも前立腺肥大症と、更年期障害、うつ病やＥＤとの密接な関連性が理解できると思います。

夜間頻尿はセックス力低下のサイン

前述したように三者には、ＥＤや悲観的、否定的気持ちなどのうつ症状に加え、**「夜間頻尿」という共通の症状**が病気の初期よりあらわれます。特に夜間の頻尿は、日常生活に大きな影響を与えます。夜間頻尿は、実はセックス力低下を示唆するサインでもあります。

男性更年期障害とうつ病では、テストステロン分泌の低下で尿が濃縮できず、膀胱により多くの尿を貯めることができません。一酸化窒素不足で膀胱の柔軟性もなくなって、トイレ回数が増え、尿が出にくくなります。

前立腺肥大症ではさらに重要な意味があります。前立腺の中を射精管が通っているからです。前立腺が肥大化すれば射精管を圧迫して、通りが悪くなります。射精管の中は精子に栄養を与える成分が流れているので、**精子の機能や射精にも悪影響が出てくる**のです。


自覚しやすい夜間頻尿は、前立腺肥大症、男性更年期障害やうつ病の**発症初期から出現**します。

本人が認識できる症状でありながら放置されやすいのは、就寝後に1回くらいトイレに行くために目覚めることになっても（治療対象となるのは一般に3回以上）、**「年のせい」だと考える人が多い**からです。現在、40代以上の男性の実に70％が、1回以上の夜間頻尿を経験しています。これでは睡眠不足から翌日の仕事の効率などにも悪影響が出てしまいます。

ＥＤ三兄弟には共通して、**テストステロン分泌低下や一酸化窒素の産生低下**が認められています。**テストステロン濃度を高めれば、三者に共通する夜間頻尿が改善し、ＥＤやうつ症状も解消する可能性が高まります。**

男性更年期障害、うつ病や前立腺肥大症の初期症状として、夜間頻尿のトイレ回数がたとえ治療対象に満たなくても、トイレのために目覚める機会が明らかに連夜続くのであれば、セックス力低下を示唆する可能性があります。「年のせい」だと放置すべきではありません。

コラム　男性型脱毛症（ＡＧＡ）と女性の薄毛

日本の大手カツラメーカーが世界の主要都市における男性型脱毛症（ＡＧＡ）（額の生え際や頭頂部から薄くなるもの）の発症率を発表しています。

白人男性が多く住む欧米の都市の薄毛率は40％前後（1位はプラハの約43％）と高率だったのに対して、東京はアジアでトップながら約27％でした。白人男性はその半数近くが薄毛

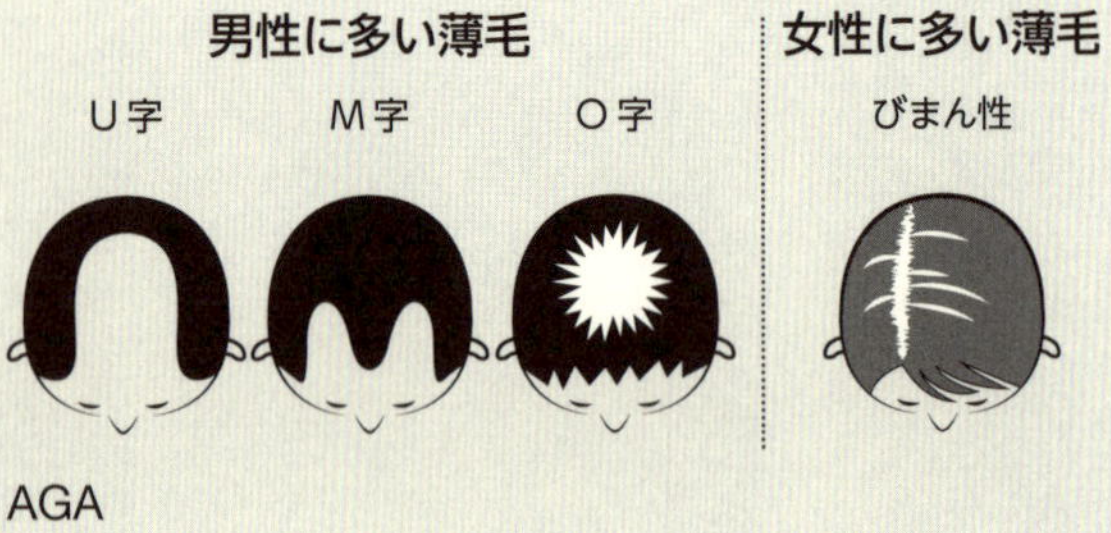

なので、本人も周囲の女性も大して気にすることはなく、むしろ嬉々としてスキンヘッドにするくらいです。しかし、まだまだ少ない日本男児の薄毛は、やはり気になるものです。

ＡＧＡになる原因は、テストステロンの減少で発毛を阻害するジヒドロテストステロンと呼ばれるホルモンの作用が増加するからです。ジヒドロテストステロンの作用増加には生まれつきの素因が強く影響していますが、特にストレスの多い飲酒・喫煙・夜更《よふ》かしなどの生活習慣はテストステロンを減少させ、発毛環境も悪化させます。

女性では40代からエストロゲンが減少して、毛穴に対する髪の本数が減ったり、髪そのものがやせたり、髪の色が薄くなったりして全体的に薄毛になる女性型脱毛（びまん性脱毛）が増加します。男女ともに生活習慣を見直して血行不良・ホルモンバランスを改善しましょう。

ＡＧＡが気になりかけた男性には、たとえば薬局で売られている外用薬の商品名「リアップ」をおススメしてもよいと思います。「リアップ」には育毛効果があります。さらに、商品名「プロペシア」として有効性が確認されているAGA内服薬があります。なお、AGA治療そのものが保険の適用外で、自由診療の自費となります。

さらに2016年には、より高い発毛効果が証明された新たなAGA内服薬の「ザガーロ」が発売されました。元々は全世界で使われていた前立腺肥大症の治療薬で、日本でも前立腺肥大症に対して商品名「アボルブ」として処方されているきわめて安全な薬です。ただし、AGAを「ザガーロ」で治療することは自由診療ですし、同じ成分の「アボルブ」をAGA治療には使えませんので念のため。

勃起改善薬

今日、勃起改善薬として圧倒的な支持を得ている**バイアグラ**（1999年国内発売）、**レビトラ**（2004年国内発売）、**シアリス**（2007年国内発売）の3薬は、一酸化窒素の産生を邪魔する「特定酵素」（PDE5）をブロックして一酸化窒素産生をいつまでも持続させてくれるものです（**図11**参照）。

勃起改善薬	国内発売年	持続時間	特徴	コメント
バイアグラ	1999 年	4〜5 時間	食事と一緒に服用すると効果が弱まる	●セックスの 1 時間前の空腹時に服用 ●服用して 30〜60 分で効果出現 ●高齢者ではほてり、動悸、頭痛などの*副作用が出やすい
レビトラ	2004 年	●10mg で最低 5 時間 ●20mg で最大 10 時間	食事の影響を受けにくい	●食事の 30 分前の服用 OK ●服用して 20〜60 分で効果出現 ●高齢者では*副作用が出やすい
シアリス	2007 年	20〜36 時間	食事の影響を受けにくく、*副作用が少ない	●セックス直前の服用不要 ● 2014 年以降、バイアグラ、レビトラ、シアリスの後発医薬品（ジェネリック）が発売され、半額から 2/3 前後の値段で購入可能

図 11　三大勃起改善薬の特徴

勃起改善薬は、狭心症や心筋梗塞などで血管拡張作用のあるニトログリセリンなどを服用している人は服用できません。*副作用は、ほてり、動悸、頭痛などで、いずれも軽度で一過性

しかも、ＰＤＥ５はほとんどペニスにしか存在していないために、ペニス以外への作用が少なく、副作用も血管拡張作用に由来する軽度なほてり、動悸、頭痛などを一過性に認めることがあるだけです。

前述しましたが、**勃起にはペニスの神経刺激と血管拡張を促す一酸化窒素が必要**です。しかし、男性更年期障害、うつ病、前立腺肥大症はもちろん、肥満、高血圧、糖尿病などの生活習慣病になると、

テストステロン分泌の低下や動脈硬化などで一酸化窒素の濃度や産生が落ちてＥＤとなります。

バイアグラ、レビトラ、シアリスの勃起改善薬の服用によって一酸化窒素の産生が持続し、約70％の男性のセックス機能が見事に改善するのですから、これは本当にすばらしいことです。

その驚異の第1号薬バイアグラが１９９９年に日本国内で発売されてからすでに15年以上が経ち、２０１４年からは上記３薬の**後発医薬品（ジェネリック）が次々に発売許可**されています。

バイアグラに限ってもピンク色（本家は青色）のもの、水なしで飲めるもの、コーヒー味のものなどの工夫が加わり、しかも本家（50mL錠で約１５００円）の3分の2前後の値段（約９００円）で購入可能です。基本的には自由診療（自費）ですので、価格はクリニック、病院でそれぞれ違っています。多くの場合、購入時に身分証や保険証の提示は不要です。診察や検査などはなく、医師からの服用説明だけで終わります。

バイアグラ登場の後、２００７年には大改良された第3世代の薬シアリスが発売されました。作用持続時間が最大36時間と長く、セックス直前に飲む必要がなくなりました。

この意味は重要です。**「今から頑張らなくては」と切迫した気持ちにならなくてもよい**のです。「もしかして今夜、いい雰囲気になれば」と願って服用できますし、チャンスがあれば２日目の夜も官能的な気持ちになれるからです。カップルの週末におススメしたい薬です。しかもバイアグラのように食事によって作用が軽減するようなことはなく、一過性のほてり、動悸、頭痛などの副作用もほとんど認めなくなっています。


勃起改善薬は、ＥＤを解消するだけではありません。テストステロン分泌を高めて、性欲低下、うつ症状、夜間頻尿を含む身体症状などの多彩な症状を改善し、**失いかけた男らしさを取り戻してくれる**のです。

すでにＥＤ三兄弟として、ＥＤを引き起こす更年期障害、うつ病、前立腺肥大症については説明してきましたが、実際問題として、それぞれの病気の症状や原因が重なりあっているため、どの病気が明確に存在するのかを指摘しにくいことがあります。**ＥＤを治療することで、これらの病気の症状が軽減する**ことは男性にとっては朗報です。

特に男性特有の前立腺肥大症に伴う排尿障害に対しては、勃起改善薬の中でも特にシアリスの治療効果が証明されています。前立腺肥大症は、射精や精子の機能に影響を与え、ＥＤを引き起こします。前立腺肥大症の夜間頻尿などの排尿障害で苦しむ男性は多く、同時にＥＤに悩んでいる人も少なくないのです。

シアリスは、ＥＤ治療薬として開発されましたが、２０１４年に名称をザルティアと変えて、前立腺肥大症の排尿障害を治療する薬として認可されました（シアリスとまったく同じ成分のザルティアは、当然ながらＥＤ治療に対しては保険適用がありません）。

作用時間の長いシアリスだけではありません。バイアグラ、レビトラやこれら三大勃起改善薬の**ジェネリックも前立腺肥大症の排尿障害の改善に効果**があります。

性欲が高まり、うつ症状まで改善するのですから、「職場や家庭のストレス」「過去のセックスの失敗」「子づくりのプレッシャー」などの心因性だけが原因のＥＤに対しても、勃起改善薬の効果はある程度期待できます。**特に「過去のセックスの失敗」で勃起できないなら効果抜群**です。ただ、心理的要因が根本的に改善されないかぎり、効果は一時的で、やがてまたＥＤにおちいってしまいます。

テストステロン分泌低下が著しく性欲減退が強い場合は、前述したテストステロン補充療法を優先することをおススメします。

狭心症や心筋梗塞などの病気で、すでに血管拡張作用のあるニトログリセリンなどの一酸化窒素作用薬を服用している人、低血圧症（最高血圧90 mmHg 以下、最低血圧50 mmHg 以下）の人、出血しやすい病気の人、脳卒中を最近半年以内に発症した人などは、勃起改善薬の服用が認められません。勃起改善薬でさらに血管が拡張し血圧低下などを引き起こす可能性があるためです。

通信販売で入手する勃起改善薬に関しても、注意点があります。

日本国内では医薬品の通信販売はできませんので、一般には海外製の勃起改善薬を個人輸入代行を通して入手することになります。この際、錠数に制限があることと、流通の過程で偽造品がまぎれ込む可能性があることが問題です。偽造品を見た目で判断することは不可能です。服用することで、**深刻な健康被害の出る恐れ**があります。

コラム　勃起改善薬と同成分のザルティアの前立腺肥大症治療

勃起改善薬シアリスと同じ成分のザルティアを前立腺肥大症の治療に使うには、いくつかの厳しい条件があります。前立腺肥大症を装って、ザルティアを勃起改善薬として「不正服用」しないために高いハードルが設定されているのです。

すなわち、①満50歳以上であること、②泌尿器科などで前立腺の超音波検査や残尿量測定などの検査を受けること、③前立腺肥大症の診断が確定すること、などです。

しかし、前立腺肥大症は、特に50代以降の男性に大変ポピュラーに認められる病気です。さらに前立腺肥大症と同様の症状があらわれる病気に前立腺がんがあります。

2015年の日本男性のがん患者数予想の第1位が前立腺がん（次いで胃がん、第3位は肺がん）なのです。前立腺肥大症の治療ではなく、勃起改善目的でザルティアを服用したいと考えているなら、「ちょうどよい機会」だと思って、泌尿器科やメンズヘスル外来などで前立腺肥大の有無や前立腺がんのチェック目的で、前立腺がんマーカーのPSAなどの採血検査を受けましょう。

念のために付記しますが、ザルティアを勃起改善目的で服用して、たとえ重篤な副作用が出てもすべて自己責任となります。

コラム　**エストロゲンの一口メモ**

エストロゲンはテストステロンからもつくられるために、50代以上の男性のエストロゲン濃度は一般に同年代の閉経女性より高めです。だからといって男性が女性化しないのは、エストロゲンの感受性が低いからです。本書で述べるテストステロン対策は、テストステロン分泌量を増やし、男性固有の性感受性を高めます。一方のエストロゲン対策の詳細は、拙著『老いない美人』〈西村書店、２０１６年〉をご参照ください。

第２部
する気がない、特に興味なし

身体はいたって健康なのに、
「仕事があるから」「面倒だから」などの理由で
セックスをしないなんて、考えなおしてほしい。
セックスを含むスキンシップはカップルにとっての
最大のコミュニケーションツールだからです。

心身に特に問題がなくても、セックスレスは起こります。

セックスレスは普通です

カップルの半数がセックスレス

セックスレスとは、統計上の定義として1カ月以上セックスのないことを意味します。

日本家族計画協会は、全国の16～49歳のカップルを対象にセックスレスの状況調査を２年ごとに実施しています。その結果、カップルのセックスレスの割合は２００４年の32％以降、調査のたびに増え続け、２０１４年には45％、すなわち約半数のカップルがセックスレスとなっていることがわかります（**図12**参照）。

性器の合体行為をセックスと定義するなら、セックスが１カ月以上なかったからといっても、**それはもはや普通のことでなにも焦る必要がない時代**なのです。

そもそも２０００年代に入るまで、私も含め日本の多くの人が「セックスレス」という言葉自体にそれほどの馴染みも関心もなかったと思います。

男性も女性も日々の仕事で疲れ、そのうえ出産した女性の多くは育児や家事にまで追われ、心身のすべてを注ぎます。パートナーとのセックスが結婚後次第におろそかになって

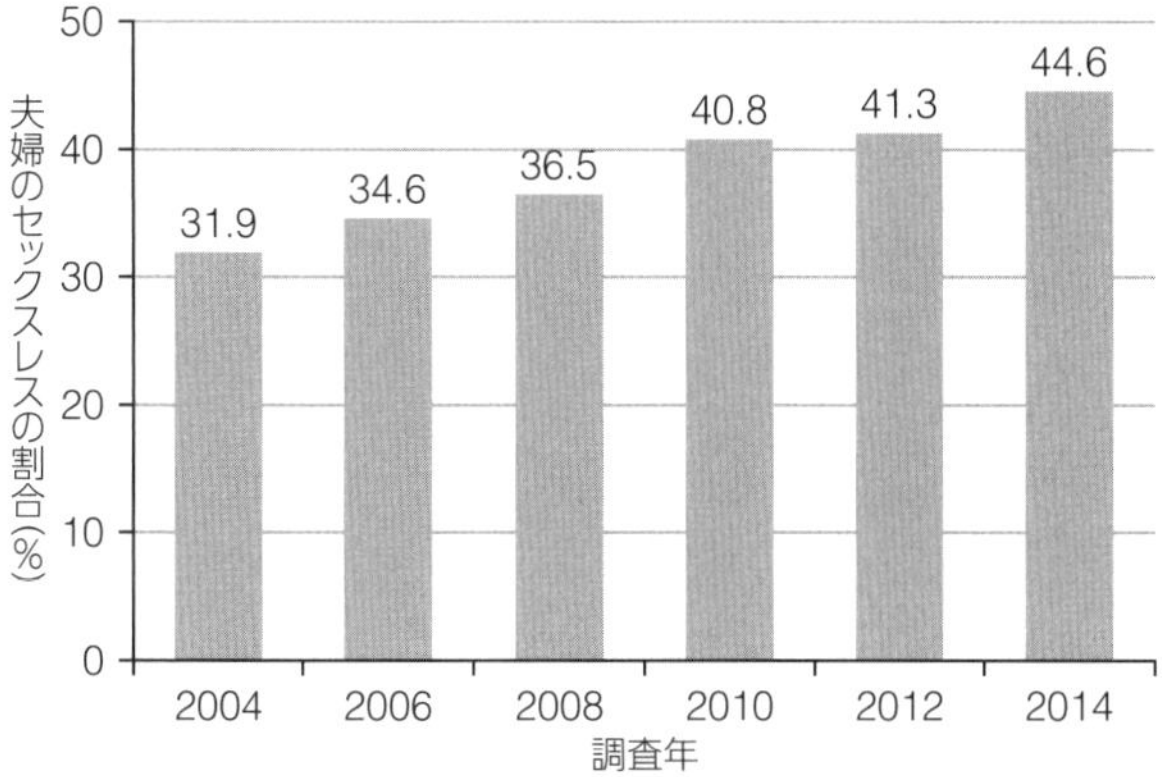

図12　1カ月以上セックスのない夫婦の割合
2年ごとの全国調査で、対象は16～49歳の夫婦(文献7を改変)

きていても、仕方のないことだと受け入れてきた背景があります。それどころか、夫婦が歳を重ねてなお頻繁に**セックスすることを自嘲的に考える風潮**すらあります。

セックスレスが知れわたるキッカケになったのは、2000年、「お固い」イメージのNHKが大々的に取り上げ、初めて特集番組を放映したことによります。16～66歳の男女への調査結果から19%がセックスレスだと発表しました。当時としてはきわめて衝撃的な内容でした。

2001年には、今度は朝日新聞が調査結果を報道します。セックス回数が「年数回程度か、この1年まったくない」と回答した

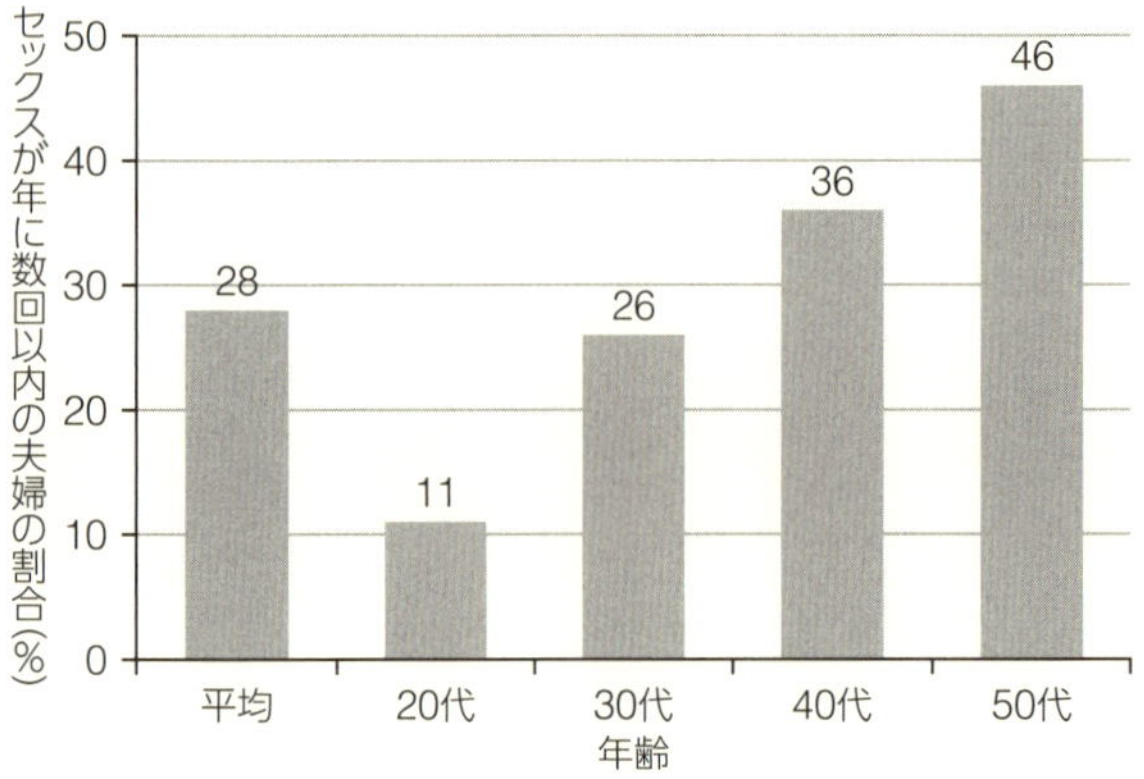

図 13　セックスが年に数回以内の夫婦の割合
朝日新聞「夫婦の性 1000 人に聞く」の調査結果(2001 年)(文献 8 を改変)

カップルが、20代の11%から30代で倍以上の26%に跳ね上がり、以後年代が上がるにつれて増加し、50代では46%になっていました(図13参照)。

こうしたわが国のセックスレス状況が、実はきわめて特異であることは、２００５年になって海外から知らされることになります。

大手コンドームメーカーのデュレックス社(イギリス)が世界26カ国の年間セックス回数を調査し全世界に配信しました。第１位のギリシャの１６４回に対して、日本はその３分の１にも満たない48回で、断トツの最下位だったのです。

海外からセックスレス大国であることを名指しされて、はじめて私たちの「セックス

回数が少ない」らしいことを認識します。

しかし、だからといってわが国のカップルの大半はセックスレスを解消することはありませんでした。冒頭で示したように以後もセックスレス・カップルは増え続けたのです。

草食系男子

結婚して3年もすればセックスレスになるのはごく普通になっています。パートナーへの当初のドキドキ感が薄れ、一方仕事はよりいっそう忙しくなったりします。また、新たな家族として子どもが誕生することもあるでしょう。自分ひとり勝手気ままに生活していたときと違い、家族の日々の生計を立て、仕事や家事を滞りなく遂行していかなくてはいけません。経済的・精神的・肉体的ストレスが個人に重くのしかかってきます。

そんな心身ともに余裕のない状況で、セックスやその前後の行為を「面倒」に感じても無理はありません。**「セックスできない夫」や「セックスしたくない妻」が増えても当然**かもしれません。

一方で、今やネットを利用すれば世界中のアダルトサイトにアクセスでき瞬時に性的な写真や動画などが視聴可能ですし、心癒されるアニメやゲームなどのバーチャルなキャラクターが次々に生み出されています。一方通行の二次元の世界に快楽を求めれば求めるほど、対面での人間関係が面倒になるなど、生身相手のセックスに対してやる気が失《う》せていきます。**今日的な生活環境がセックスレスに拍車をかけている**ともいえるのです。

「草食系男子」なる言葉も、セックスレスと呼応するように、２００６年頃よりマスメディアに登場してきました。

これは、恋愛に対して淡泊だったり慎重だったりする性格で、ガツガツとセックスを求めない男性を意味します。性欲の強いタイプをオオカミや女豹などと肉食動物にたとえる風潮があり、そのイメージからつくられた造語でしょう。

さらに生身の女性に興味をいだかない「絶食系男子」なる人種も登場しています。草食系や絶食系の男性が実際どれだけの割合で存在するのか、正確な調査結果はありませんが、その台頭を示唆する報告があります。

日本家族計画協会がまとめた「第７回　男女の生活と意識に関する調査報告書（２０１４年）」によれば、16～29歳の男女はセックスに関心がないか、嫌悪する割合が高く、注目すべき点はその割合が、これまでの調査結果より増加傾向にあることです。

男女とも過半数が20歳までにセックス経験を済ませる現在の状況にあって、男性の21～34％（若い年代ほど高い）、女性の33～66％（同様に若い年代ほど高い）がセックスを否定的に受け止めているのです。

女性が男性の2倍近い割合でセックスに対して無関心であったり嫌悪したりする感情を持っていることも特徴的です。

男女の意識の違いの最大の理由は、男性には性欲を強く促す男性ホルモンが作用するからだと考えられます。男性ホルモンの中で最も強力なホルモンが、テストステロンです。ちなみに女性にも男性の10分の1ほどのテストステロンが分泌されており、女性の性欲にもやはりテストステロンが強く影響します。また、驚くべきことに、草食系男子を自覚する人の約半数で、テストステロン測定値が低かったとする報告があります。

時代と生活環境がセックスへの無関心や嫌悪、億劫な感情を引き起こし、強い性欲ホルモンであるテストステロンの分泌までも抑えている可能性があります。

セックスは双方向のコミュニケーション

セックスレスの期間が長ければ長いほど、セックスそのものへの関心を失ってしまいます。でも、**セックスレスの時代だからこそ、セックスの優れた医学的意義とその必要性を改めて知っていただきたい**と思います。

セックスは動物的性欲の処理行為でも、「子づくり」のためだけの行為でもありません。**パートナーの心と身体にダイレクトに作用するコミュニケーション**です。

これほど即効的で強い影響力を持つコミュニケーションは他にはありません。それはお互いを必要と感じて愛しあっているカップルの間だけに存在します。セックスがカップル相互の心身を癒し、絆を深めあうのです。いつまでも健康で愛情と信頼で結ばれた夫婦生活を続けるために、自分たちの性的潜在能力を開発して、セックス本来のコミュニケーションを取り戻してほしいのです。セックスをすることで、生活のあらゆる場面においてすばらしい波及効果を生み出すこともできます。

今日のセックス受難時代に生きるあなたは、パートナーとのセックスを「こんなもの」と見切りをつけているのではないでしょうか？　また、セックスしたいのに、パートナーが応じてくれないと悩んでいる人もいるでしょう。

セックスはお互いの同意なくしては成り立ちませんが、**同意に至るにはお互いに対する**

正しい理解が不可欠です。

ポルノビデオに代表されるようなセックス情報を妄想のように信じている男性は、いまだ少なくありません。**「強いピストン運動があれば女性は喜ぶ」というのは完全な勘違い**です。ペニス先端の亀頭《きとう》部分が膣内の最大の性感帯であるＧスポットに優しくあたるだけで女性はオーガズム（性的緊張から解放された絶頂感のこと）に達します。クリトリスへの愛撫の方がより強い快感を得る女性だっています。

ピストン運動で射精することだけをセックスと考えていたり、強引なピストン運動がパートナーに苦痛を与えている可能性をまったく考えていなかったりするなら、**そのような「労働」に嫌気がさして「セックスできない、したくない夫」や、男性の自己中心的行為に苦痛や嫌気を感じて「セックスしたくない妻」が生まれるのも時間の問題**です。

女性は、概してみずからの性感帯を高めることに強い関心がありません。むしろ、不安や罪悪感があります。男性はマスターベーションでどうすればオーガズムに達するのか、みずからのペニスの変化を視覚と触覚で確認しながら比較的容易に学習することが可能です。男性は射精さえすればオーガズムを得ることができるからです。女性は、自分の性器の変化をみることが困難なうえに、性感帯を高める試行錯誤を重ねなければ、一般に男性ほど容易にはオーガズムを得ることができません。

　女性の性感帯やその機能には著しい個人差がありますが、パートナーが最初からそのことを知るはずもありません。自分のセックス機能に不案内な女性が、セックスを、経験の浅い男性任せにすればミスリードを招くかもしれないのです。カップルにとって、もしかしたら相性の悪いセックス行為が習慣化し、セックスの不一致を招くことも考えられます。

　男性も女性も、自分自身やパートナーの心と身体をもっと探求して、セックスの快楽を真剣に求めなければ、**本来あるべきセックスの価値と喜び**を実感することはできないのです。

愛情と信頼のホルモン「オキシトシン」

　セックスには、極めつきの優れた作用があります。性的興奮の絶頂であるオーガズムや射精の瞬間、愛情ホルモンや信頼ホルモンと呼ばれる**オキシトシン**がきわめて強く分泌されるのです（図14参照）。

　オキシトシンは、不安、落ち込みや怒り、または不眠、食欲低下や冷えなどのあらゆる心と身体のストレスを抑え、気持ちを前向きにして、愛情と信頼を与えてくれるホルモン

- 愛情と信頼を引き起こします
- 心身のストレスを抑制します
- 社交的・積極的になります
- 子宮収縮（分娩時）や母乳分泌（授乳時）を強くします
- セックス（特に女性のオーガズムや射精の瞬間）で分泌されます
- スキンシップ（特に抱擁や愛撫）で分泌されます
- 楽しい会話で分泌されます
- 本、音楽、映画などに共感・感動すると分泌されます

図 14　愛情と信頼のホルモン「オキシトシン」の働き
近年になって、男性にもオキシトシンが分泌されていることが明らかになりました。臨床への応用研究がすでに始まっています

です。別名「抱擁ホルモン」や「コミュニケーションホルモン」とも呼ばれるように、キスやハグ、手をつなぐだけのスキンシップや、さらに楽しい会話でも分泌が高まります。**生身の人間と対面してはじめて威力を発揮するホルモン**だともいえます。

気に留めてほしい点は、皮膚感覚に優れた唇や舌、そして指を使った**スキンシップが、オーガズムや射精に匹敵するくらいに強くオキシトシン分泌を高めてくれる**ことです。セックスに愛撫が重要なことは、「前戯」として一般に男性も認識しています。

しかし、実際には多くの女性が性器の合体行為と同等かそれ以上に、ただ愛撫されているときに幸福に満ちた気持ちになっています。**特に女性の乳首には、この愛情と信頼に満ちたホルモンの分泌を促す神経が集中してい**

ます。感じ方に個人差はありますが、乳首への愛撫や赤ちゃんの授乳行為により強い幸福感を感じる女性が多いのはこのためです。

性的な愛撫は、決してセックスの前座のようなワンランク下の行為ではありません。どんな場面であっても、**優しく触れられることで人は自分が必要とされていると感じる**ことができます。だからこそ相互に触れあうことで、愛情と信頼が深まるのです。

反対に、**優しいスキンシップが不足するとオキシトシン作用が低下**します。特に女性の場合、エストロゲンとプロゲステロンの分泌が月経周期に連動してアップダウンすることで、不安、気持ちの落ち込みや不眠などの心身の不調をきたしやすい傾向がもともとあります。そのうえにオキシトシンが低下すれば、やがてはパートナーの唐突な性的愛撫に嫌悪感をいだいたり、不感症になったりするようになります。

一方、男性の場合では、スキンシップが少なくなると、根底に存在しているテストステロンの冒険的・闘争的性格を促す作用が時にいびつな状態で表面に現れることがあります。パートナーの気持ちを思いやれず、独断的、攻撃的な傾向を示すようになったり、直接的なセックス行為以外のスキンシップにますます無関心になったりします。

性器の合体行為だけが性生活ではないことは、今さらいうまでもありません。セックス受難時代の今日だからこそ、毎日の夫婦生活によりいっそうのスキンシップと会話が求められているのです。なぜなら、繰り返しになりますが、ともに愛情と信頼を育むスキンシップと会話が少なくなれば、男性の性欲は独りよがりとなり、女性の性欲は否定的なものにおちいってしまいます。これではセックス本来のコミュニケーションから遠ざかるばかりで、心身を癒すことも絆を深めることもできないからです。

まさに**スキンシップと会話は、性器の合体という狭い意味でのセックスと切り離すことのできない密接な関係にある**のです。どちらが欠けても性生活は成り立ちません。

ですので、**セックスとは肌が触れあう男女間のすべての行為**だと定義しなおしたいと思います。

コラム　男女にフェロモンってあるの？

匂いで異性を引きつけたり、特異な性行動を促したりする化学物質をフェロモンと呼びます。昆虫や動物などの研究ではフェロモンらしい化学物質を同定できていますが、人においてはいまだにフェロモン物質が発見できていません。

ただし、いくつかの候補があります。その1つ、アンドロステノールは、女性より男性に多く分泌される性ホルモンで、脇の下、乳房、性器や肛門の周囲に多く存在するアポクリン汗腺（汗を出す2種類の分泌腺の1つ）から分泌されます。実際、「フェロモン香水」と宣伝する商品の多くにアンドロステノールが配合されています。

残念ながら、根拠となる科学的な事実は人では確認できていません。根拠のよりどころは、雌ブタが雄ブタのアンドロステノールを嗅ぎ分けると、交尾を促すように動きが止まる（不動化）習性があることです。世界三大珍味のトリュフにアンドロステノールが含まれていますので、雌ブタは地中にうずもれたトリュフを探し出すと不動化することで場所を特定することができます。

ブタは嗅覚神経とは別の特定神経器官を介して、フェロモンによって脳に興奮を伝えることができます。しかし、人ではすでにその特定神経器官が退化していて、興奮の伝達ができません。

さらに、特に男性に効果が期待されているものとしてアンドロステノンがあります。前述したアンドロステノールとは異質のホルモンです。アポクリン汗腺から分泌されるアンドロステノンは、男性より女性に多く分泌されて、一般に女性には不快な体臭と感じることが多いのに、男性には心地よい甘い香りに感じられる場合があります。しかし、これも残念ながら生まれながらの遺伝子の特性から香りを嗅ぎ取ることのできる男性は40％ほどしか存在しませんし、フェロモン効果を科学的に証明できてもいません。なにより、不快な臭いと感じる女性がいては大問題です。

今もってフェロモンの存在を証明できないだけに、むしろ夢があって楽しいかもしれません。

パートナーを「その気」にさせる知恵

男性と違う女性のセックス機能

パートナーをその気にさせるには、まず相手の心と身体を理解する必要があります。

男性は射精すればオーガズムに達することができます。１回のセックスでほぼ１００％絶頂感を味わえるのです。このため、男性は初体験でもいきなりオーガズムに到達することが可能です。

しかし、女性の場合は、長年連れ添った夫婦でさえ30％前後しかオーガズムに達していないといわれています。**女性の大半がセックスには不満があり、「こんなもの」だとあきらめているか、パートナーに付きあって「イク」ふりをしている**ことになります。

ある統計によれば、女性の80％以上は「それほど気持ちよくなくても感じているふりをした経験がある」と答えています。

男性は、「強いピストン運動があれば女性は喜ぶ」などの誤った情報を妄信するのはやめ、セックス機能の性差を理解しましょう。

セックスの感受性や満足感における性差には、主に2つの理由があります。

1つは、**男性は絶対的性感帯であるペニスが勃起して射精さえすれば快感を得られる**のに対して、**女性はパートナーとの試行錯誤の積み重ねが必要**なことです。

ペニスの勃起には、テストステロンが促す五感の性的刺激とペニスへの物理的な直接刺激が存在すればよく、EDを引き起こす原因さえなければ比較的容易に勃起、挿入が可能で、射精すれば絶頂感に浸《ひた》ることできます。だから、勃起さえできればほとんどの場合オーガズムが後からついてくるのです。

ところが、女性ではそう簡単に興奮刺激から一気に絶頂感を味わうことができません。クリトリスへの刺激や膣内への挿入刺激も最初は痛みを伴うことが多く、Gスポットやポルチオの位置や感受性には個人差があります。

ですから、体位も含めパートナーとの肉体的相性を考慮した、男性の思いやりのある協力が必要です。**双方に理解や快感への探求行動がないと女性の性の開発は進まず、本来得られるはずのオーガズムには到達できません。**

最悪の場合、セックスの不一致に終わってしまうこともありえます。快楽の実感の乏しい女性は、セックスを「こんなもの」と軽視して、「セックスしたくない妻」におちいる可能性があるのです。

これを避けるために、**女性自身も積極的にマスターベーションなどを行い、みずからのセックス機能の開発に関心を持ってほしい**と思います。セックスレスにおちいる前に、少なくとも１度は絶頂感を経験してほしいからです。**マスターベーションは、自己の性的潜在能力の探求と鍛錬の場**です。セックスの代用行為ではありません。

これまでの日本女性は、男性に比べてマスターベーションに不安や罪悪感をおぼえるような風潮がありました。最近では初セックス前にマスターベーションを経験する女性が70％あまりになるという報告もあります。女性自身が、快感に至る状況とはどんなものかがわからなければ、パートナーの協力を得られないことになります。

性差のもう１つは、次に述べる脳機能の男女差です。

男性脳と女性脳

実際、脳機能には性差があります。男性脳、女性脳と呼ばれるほど、性欲や性的行動パターンに関連する**性的欲求に違いがある**ことです。

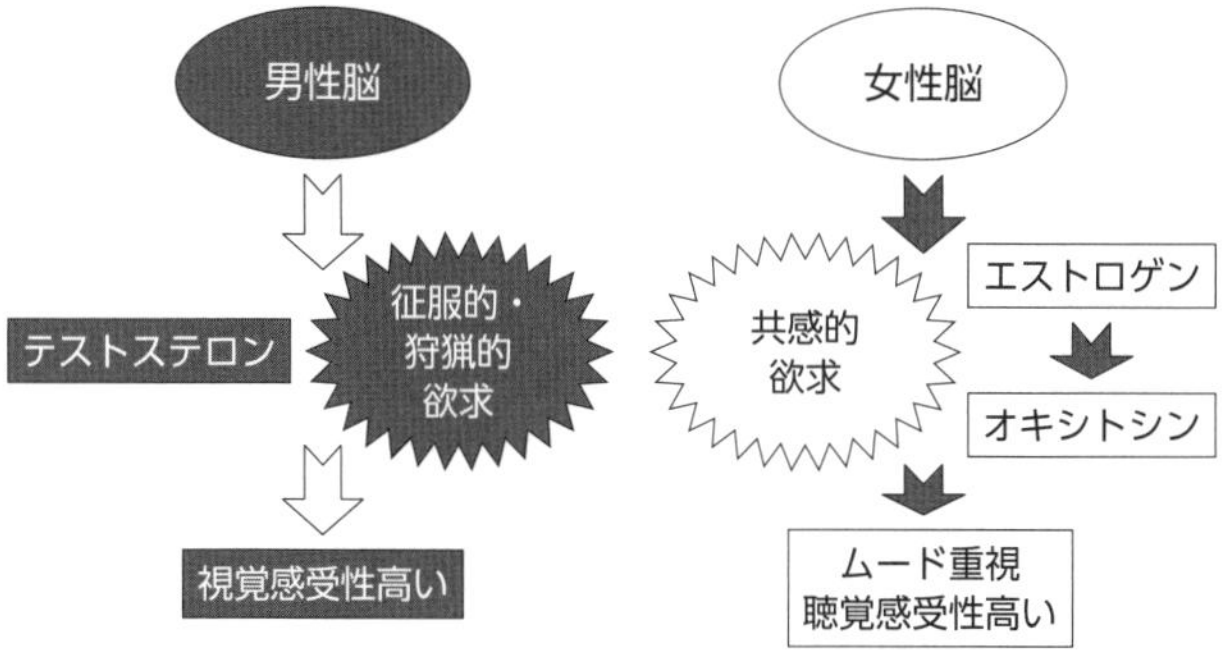

図 15　性欲に関係する男性脳と女性脳の違い
男性の脳は同じ身長の女性の脳より重く、女性の方が脳を効率よく活用している、また左右の脳をつなぐ脳梁と呼ばれる部分が女性では男性より厚みがあり左右の脳の連絡がいいので、女性は「同時にいくつものことをこなせる」が、男性は「1 つのことに集中しやすい」などの解釈があります

男性脳は視覚に高い性的感受性があって、**征服的・狩猟的欲求**が前面に出る傾向があるとすれば、女性脳はムードや言葉を重んじる**共感的欲求**にあふれる傾向があります（図15参照）。

共感的欲求とは、自分の気持ちや考えを聞いてほしい、理解してほしい、同調してほしいなどの欲求で、同時に、相手がなにを感じなにを思っているのかを知り、相手の感情に寄り添いたいと望みます。

男性の場合は、強い性ホルモンであるテストステロンの作用で征服的・狩猟的、自己顕示欲が強い性欲となります。オシャレしたい、カッコいい車に乗りたい、金持ちになりたいという欲望も、できるだけ多くの女性にモテて、セックスしたいという深層本能に突き動かされていることが多いのです。本能的にはセックスしても種を残せるかは不確かなため、子孫繁栄のためにはできるだけ多くの相手に自分の遺伝子を注入する必要があるからだともいえます。

一方女性には、長い妊娠期間と子育て（男性に比べて依然のしかかる責務）という重い負担があります。後世まで生き残れる優れた遺伝子の持ち主を選ぶ必要があるため、セックスに慎重になるのも当然です。女性が雰囲気や言語感覚に優れた感受性があるのは、特に**子育てに不可欠な要素**だからです。幼子の表情、動作、言葉の微妙な変化に気づいて対応する能力と、集団の中で助けあう能力が求められるのです。

女性にも、もちろんテストステロン分泌があるため、テストステロン的な性欲も存在しています。しかし、たとえ夫婦共働きであっても、「男は仕事、女は家庭」の性役割分業観念が依然根強い日本社会では、いまだに女性の家事・育児・教育に占める負担は大きくストレスが蓄積されやすいため、**性欲も二の次**になりがちです。しかし、それ以前に、エストロゲンとオキシトシンが生み出す共感的欲求が強く働き、直接的なセックス行為以上にスキンシップや会話などの雰囲気や聴覚的刺激を好む傾向があるのです。

前述したようにオキシトシンは、愛情ホルモンやコミュニケーションホルモンとも呼ばれるホルモンです。このホルモンは、エストロゲンによって分泌が高まります。分娩時や授乳時にオキシトシンが分泌されることからも、エストロゲンとの強い関係をご理解いただけると思います。

女性がセックスを拒むのは、主に職場や家事、育児などのストレスからセックスを「面倒」に感じることなどが理由です。セックスを面倒に感じる原因の中には、**男性の自己中心的なセックス行為に女性が苦痛や嫌気を感じていることも少なからず関係**しています。

「その気」にならない場合の第一歩

性欲は、主にテストステロンによって支配される男性脳と、主にエストロゲンとオキシトシンによって支配される女性脳からの指令に基づいています。

前述したように、男性の性欲は征服的・狩猟的な傾向があり、女性の性欲は共感的傾向がありますが、ホルモン濃度に依存しているので、その変化に伴って性欲も常に変化しています。ホルモン濃度を変化させる最大の原因は心身のストレスで、次が加齢です。悪しき生活習慣がストレスと老化を引き起こし、性欲を減退させます。

パートナーが「その気」にならないと、誘った方は、少なからず傷ついたり恥ずかしい思いをしたりするものです。それを、**自分に性的魅力がなくなったためだとか、パートナーが心変わりしたかのように受けとることはやめましょう**。性欲の感受性には個人差があり、性差があります。個人を取り巻く内外の生活環境の中で、性欲がなくなる期間は必ずあるものです。

大事なのは、その気にならないパートナーをそのままにしないことです。セックスしなければセックスそのものへの関心を失い、カップルの間だけにしか存在しないセックスというかけがえのないコミュニケーション方法を失う危険性があるからです。

パートナーのどちらかにはその気があるのに、相手がその気にならない場合は、いったいどうすればよいのでしょうか？　セックスの不一致に直面して、まず次の４つのことを実践しましょう。

①セックスしたい、したくない気持ちをパートナーに伝える

これは、とても勇気のいることです。セックスはパートナーとの共同作業なので、恥ずかしかったり、申し訳ない気持ちになったりするのは当然です。だからこそ、その気がなくても、その誘いを即座に拒絶することをしてはいけません。傷つけたり恥ずかしい思いをさせたりすることなく、やる気にならない理由をパートナーに優しく伝えましょう。

そして、断られた方は、自分の外見（もっと二枚目や美人だったら、もっと引き締まった身体や豊かなバストだったら）を卑屈にとらえる必要はありません。

悪い表現かもしれませんが、「美人は三日で飽きブスは三日で慣れる」の俗言は間違いではないからです。慣れてしまえば、相手が美人でもブスでも、はたまたイケメンでもブ男でも無関係なのです。ただし、生活習慣の改善や心身のリフレッシュを常に心がけ、内面からの美しさを追及する努力は大切です。

②お互いの気持ちがわかったからといって、すぐさま背を向けて眠るなどの態度はやめる

パートナーとのハグ、優しいキス、そして少なくとも甘い「おやすみ」の言葉が必要です。性器の合体がなくてもスキンシップと会話が心身を癒し、絆を保つのです。

③心身のストレスを取り除く

性欲の減退から「その気にならない」のであれば、それは心身のストレスが最も大きな原因です。自分はもちろん、パートナーのストレスを軽減するような努力やサポートを普段から実践して、スキンシップと会話を重ねてください。

たとえば、仕事の重圧や悩み・不安など、悲観的・否定的な気持ちにさせるような出来事に直面した場合は、自分１人で解決しようとせず、パートナーや同僚に打ち明けましょう。重い気持ちがきっと軽くなります。

また、家事・育児・教育や姑・舅との人間関係などの悩みや問題に対しては、なによりまず関心を持って話しあうことが、ストレス軽減になります。互いにねぎらいの言葉をかけて、実際にできることからサポートしあいましょう。また、お互いの気分転換のために、短時間でいいので、たまには一緒に外出しましょう。

④セックスから遠ざかれば、セックス自体に興味が薄れることから、セックスには常に新鮮な雰囲気をつくり出す気持ちが必要

たとえば、共感や感動を呼ぶ絵画、音楽、映画などを一緒に鑑賞したり、気分転換のイベントに参加したり、普段とは違う場所に食事に行ったり旅行をしたりしましょう。また、短時間でも太陽光にあたることで、自律神経のバランスが整います。特に森林浴は、こず

えの揺らぎ音と香りがストレスを抑制します。

部屋の模様替えをしたり照明を間接照明にしたり、心地よい香りのアロマをたいてムードのある音楽を流すなども有効です。

そして「カップルマッサージ」（後述します）は、愛情のこもったスキンシップをしながらパートナーの話に耳を傾けるにはもってこいのキッカケになります。

女性には共感、男性には評価

悩みや問題の多くは人間関係に根ざしています。夫婦やカップルの悩みや問題も同じです。お互いに対するわだかまりなどから関係がギクシャクし、不本意なセックスレスにつながることは避けなくてはいけません。

夫婦問題は、程度の差こそあれ必ず生まれるものです。そこには生身の人間同士のぶつかり合い（交流）があるからです。交流の第一歩、それは**「女性には共感、男性には評価」の実践**です。

人は誰でも自分の話を聞いてほしいと思うものです。話を気持ちよく聞いてくれる相手に好感をいだかない人はいません。そしてまた、人は誰でも自分を高く評価してほしいと思うものです。具体的にほめてくれる相手に対して寛大な気持ちにならない人もいません。

女性は特に共感的欲求が強い傾向があります。自分の気持ちや考えを聞いてほしい、理解し同調してほしいと思っています。同時に相手がなにを感じ、なにを思っているのかを知りたいし、相手の感情に寄り添いたいと願っています。

このためパートナーは、じっくりと女性の話に耳を傾けて、まず**「そのように思っているのだ」と共感することが大切**です。いきなり自分の主張を押しつけてはいけません。会話は議論の解決手段ではなく、お互いの思いの確認だと考えてください。

一方、男性は征服的・狩猟的欲求があり、特に自己顕示欲が強い傾向がありますから、評価を受けることを大変喜びます。

たとえば、「集中力がすごいわ」などとパートナーから具体的にほめられると、疲れていても嬉しくなって元気が出てきます。その後の頼み事も、案外、聞き入れる余裕だって生まれるものです。実に単純です。しかし、「仕事でいつも家にいない。家族のことも考えてよ」とか「たまには手伝ってよ」などと、頭ごなしに切り出されると、それが正しいことであってもムッとしてしまうのです。**男性のプライドを少し持ちあげてから相談や依**

頼などをすると、スムーズに事が運ぶはずです。

人間関係において、特定の人間を避けたいばかりに、「無視」したり「嫌い」になったりすることで心身に摩擦が生まれ、ストレスで疲れ果ててしまうことがあります。これは近所付きあいでも職場でも、日常的に起こりえます。そんなストレスを家庭や職場で引き起こさないために、考え方を変えてみましょう。

つまり、ネガティブなエネルギーの必要な「無視」や「嫌い」などの感情を全面に出すのではなく、気楽に**「どうでもよい」と思うようにする**ことです。どうしても付きあう必要のある相手なら、「好きになれない」や「嫌い」などの積極的な感情をいだかず、**あえて一歩引いて「好きにならない」と自分に言い聞かせる**ことを提案します。「どうでもよい」では、社会的な付きあいができないからです。

実は私自身が「嫌い」な上司や「好きになれない」部下と接するときに、心の中で呪文のように唱えているのです。避けたり無視したり、嫌いになるなどの有害なエネルギーを燃え立たせることも、もちろん無理に好きになろうと努力する必要もありません。「好きにならない、ならない」ことで、相手と気持ちのうえで距離がとれて、精神的な余裕が生まれます。

ストレスが軽減されるのです。

最初から好きになれないだの、嫌いなどと決めつけず、好きにならなければよいと思いなおせば、それなりの付きあい方ができるようになります。それは、「共感」と「評価」の対象を男女に特定せず、時には「評価」で軽くほめあげ、時には「共感」でしっかりとうなずく態度を示して、さっさと切り上げることです。そして必ず笑顔で対処します。すると険悪だった関係も、意外と好転したりするものです。

身の回りはこぎれいに

日常生活の対策として、まずは身の回りをこぎれいに保つことをおススメします。

たとえば、パートナーと入ったレストランが、ロマンチックな雰囲気でなくても、こぎれいで清潔であれば、自然と落ち着いて味わって食べたいと思いませんか。雑然とした不潔なレストランだったら食欲は減退し、よほどの空腹でないかぎり早く出たいと思うはずです。

同じことが寝室にもいえます。部屋のカーテンを替えたり、照明、音楽やアロマの香りなどで甘美な雰囲気にしたりする前に、**何よりも片づけと掃除**。日干しされたふっくらとした布団があり、邪魔なＴＶなどがない、**こぎれいに片づいた空間こそが、カップルのくつろぎには大切**なのです。

寝室だけではありません。部屋に不要な書類や食べかけの菓子類があったり、タンスや引き出しの中がゴッチャになって、どこになにがあるかわからなくなっていたり、台所のシンクには汚れた食器類が置きっぱなし、居間のテーブルには読み終わった雑誌や本が雑然と置かれている、というような状態は心身に余裕がないことを映し出しています。

仕事や人間関係でストレスを感じている人は、**デスク回りなどをこぎれいにすること**を「余計」な行為のように受け止めているかもしれません。特に男性はこうなると家庭内でのサポートはおざなりで、**後片づけ、整理整頓や掃除はパートナーの仕事などと思いがち**です。しかしこれは大きな間違いで、パートナーと協力して家の中をこぎれいに保つのは、男性自身のためでもあるのです。

家庭でも職場でも身の回りをこぎれいにできなければ、日々の生活の活力そのものが滞っている可能性があります。本来あるべき心身の平常性が損なわれているのです。**身の回りをこぎれいにすることは、心身をストレスから遠ざけ、スキンシップと会話のあるセックスライフへ近づけるキッカケになる**からです。

「仕事人間」であった過去の私は、それこそ「男は仕事、女は家庭」を地でいっていました。

しかし、ある時期から単身赴任を経験し、自宅がいつまでも片づかない日々が続くうちに、生きる張りあいとでもいうのでしょうか、新たなことに挑戦しようなどという気持ちがいつの間にか失せていましたし、自室に戻っても、洋服は昨日のまま脱ぎ散らかり、洗濯物がたまっています。トイレや浴槽などの水回りは汚れ、使用済みの食器類が邪魔で台所は使う気になれません。

生活のすべてにおいて次第に腰が重くなり、当初あった新しい職場や自宅でのほどよい緊張感が薄れ、惰性的でなげやりになってしまっていました。**心身の活動範囲そのものが狭くなっていった**のも当たり前です。

さすがに一念発起し、大雑把でも片づける習慣をつけるようになると、フットワークが軽くなりはじめました。仕事のノルマも早々に終わらせ、自炊を楽しむようにもなりました。なにより一番の変化は、心身に余裕が生まれ、**生活全般において「チャレンジしよう」と前向きな気持ちになれた**ことです。

単身赴任者だけの問題ではありません。特に男性はパートナーに任せきりで自分から身の回りを片づけないことが多く、活動範囲が次第に窮屈になっていても自覚しにくいのです。**自身が変わらない限り行きつく状況は同じ**です。生活全般に前向きな余裕がなくなり、パートナーも含め周囲の人間への心配りもできなくなっていきます。

神経質なほど徹底してきれいにする必要はありません。**ほどよい片づけ**を心がけて、心地よい空間になるようパートナーと協力してください。家庭でも職場でも身の回りをこぎれいに片づける習慣をつければ、夫婦生活だけでなく仕事のうえでも活力が生まれ、新たな発見があるはずです。

セックスレス解消の第一歩、それは身の回りの片づけからです。雑然とした身の回りは、セックスの快楽を心から受け入れる状態にないことを物語っています。性欲を高める余裕も生まれません。窓を開け、まずはあなたのものから片づけましょう。身の回りがきれいになれば、自然と身体の清潔さや身だしなみにも注意を払うようになります。

身体もこざっぱり

口臭や**体臭**などのために、パートナーに避けられるのは寂しいものです。身の回りをすっきり片づけたら、身体もこざっぱりとさせ、前向きなあなたをアピールしてください。以下に具体的な対策を示します。

❖噛むことと会話で口臭予防

歯の健康とは、噛む力があって、十分な唾液の分泌量があることを意味します。唾液には、歯の健康を損なう雑菌を退治する抗菌成分が含まれています。唾液が減れば口の中の雑菌が増え、歯周病や虫歯などのやっかいな歯の病気を引き起こし、口臭が強くなります。軽症例を含めれば日本人の約80％が歯周病だと報告されていますから、口臭の最大の原因は歯周病ともいえます。

唾液を増やすには、食事の際に**よく噛むこと**と、歯磨きと定期的な歯のクリーニングを行うことが効果的です。

よく噛むことで口まわりの筋肉が動き、男性は主にテストステロンが、女性は主にエストロゲンの分泌が増え、副腎からはテストステロンと同じ男性ホルモン仲間のＤＨＥＡの分泌が高まります。このＤＨＥＡは、実はエストロゲンの仲間でもあって、女性に対してはしっかりとエストロゲン作用を発揮します。ゆっくり噛んで食べれば、少ない食事量でも満腹感があるので、肥満防止にもなります。

歯磨きは最低限起床時と寝る前に行います。ブラッシングによって歯ぐきの血行をよくし、歯垢（雑菌などの残骸のかたまり）を取り除きます。デンタルリンスをブラッシングの直前に使用することもおススメです。口内の雑菌除去効果と歯磨き後の爽快感を高めるからです。半年に1回は歯科受診して歯のクリーニングをしてください。

ストレスは交感神経を優位にして唾液分泌を減らし、リラックスは副交感神経を介して唾液を増やします。悪しき生活習慣を改善し、ストレスをやわらげる作用の抗酸化物質（味噌・豆腐などの大豆製品や野菜・果物など）もしっかりとりましょう。また、特に喫煙は、タバコ成分や煙そのものが血行を悪くし、口臭を強くします。

食べ物をよく噛むだけでなく、しゃべったり笑ったり歌ったりすることでも**口まわりの筋肉が動く**ので唾液分泌が高まります。口臭が気になるなら、起床時と寝る前に加えて昼食後も歯磨きをしっかりして、積極的にパートナーとの会話を楽しみましょう。

❖体臭と加齢臭の備え

体臭には性差があります。

分泌腺	分泌物と役割	分泌腺の多い場所	特徴
皮脂腺	皮脂（皮膚と毛のうるおい）	頭、首まわり、脇、胸、背中などの毛の根元	体臭の原因：皮脂が酸化して脂っぽい臭いが発生
			加齢臭の原因：皮脂の酸化などで発生したノネナールの臭い
エクリン汗腺	汗（99％が水分、体温調節）	全身	体温調節機能
アポクリン汗腺		脇の下、乳房・性器・肛門の周囲などに限局	ワキガの原因：分泌物が雑菌により分解されてワキガを発生。欧米人に比べ日本人に少ない

図 16　3つの分泌腺（皮脂腺、エクリン汗腺、アポクリン汗腺）
皮脂腺は男性に多く、発汗量も男性が多いです。また、ウシやウマやブタなどのアポクリン汗腺は芳香作用がありますが、人では退化しており、ほとんど体温調節機能だけです

男性の場合、テストステロンの影響で女性に比べて皮脂腺（毛穴に存在し、皮膚や毛にうるおいを与える皮脂の分泌腺）が発達し皮脂の分泌が多いため、**女性より脂っぽい臭いが強くなる傾向**があります。また、男性は汗をかくことが多く、汗と混じってより強く体臭が周囲に発散することになります。

一方、女性は筋肉量が少ないので汗をかきにくく、汗をかくことに心理的抵抗があります。

男性に多い脂っぽい臭いは、皮脂腺の多く存在する頭、首まわり、脇、胸、背中などの皮脂が酸素に触れて変化（酸化）して発生するものです。当然ながら、女性でも頭皮をこするなどすると同じような脂っぽい臭いを

感じますが、一般に女性の体臭は頭皮以外からはほとんど認めません。ちなみに汗の成分には性差は存在しません。

また、中年男性の臭いの代名詞のようにいわれる**加齢臭も皮脂腺が関係**しています（図**16**参照）。

「オヤジ臭い」とは、以前はおじさんみたいな言動や見た目などを意味していました。2000年に大手化粧品メーカー（日本）の研究所が、40代以降の**中高年特有の体臭の原因がノネナール**であることを発表し、あわせて「加齢臭」と命名したことで、すっかり「オヤジ臭＝加齢臭」が定着したようです。

皮脂腺から出る皮脂が酸素による酸化を介して発生したり、あるいは雑菌の発酵で発生したりしたものがノネナールです。体臭同様に頭、首まわり、脇、胸、背中などの毛の根元に発生し、「使った枕か古い本や腐った油のような臭い」と指摘されたりします。

当然ながら女性も加齢臭を出しますが、男性より皮脂腺が少なく、肌をこまめにきれいにしていることが多いために少ないのです。

口臭対策と同様に、ストレスの多い生活習慣を改め、身体を清潔に保って雑菌の過ごしやすい環境を一掃してください。

✣男女のワキガとアンダーヘア

全身の汗の大部分はエクリン汗腺と呼ばれる分泌腺から排出されますが、もう1つの分泌腺として**アポクリン汗腺**があります。実はこれが**ワキガの源泉**です。

エクリン汗腺は全身に分布しており、体温を調節する役割を担っています。分泌物の99・9％が水分で、臭いはほとんどありません。一方のアポクリン汗腺は**脇の下、乳房・性器・肛門の周囲**などの限られた場所にしか存在しません。分泌物には、微量ながらタンパク質や脂質などが含まれていて、これらが雑菌により分解されて腐敗臭であるワキガが発生します。欧米人の大半にワキガを認めますが、日本人には大変少なく、10％あまりです。男性の発汗量が多いことで、ワキガも女性より男性に高頻度に認めます。

ウシ、ウマ、ブタなどの動物では、アポクリン汗腺の分泌物が異性を引きつけるシグナルとして働くことが多く、また実際、女性の中には、ワキガの刺激臭を男らしいとして好意的に受け取る人もいます。

対策は口臭や体臭と同じで、生活習慣に注意を払うことです。

臭いの強いワキガ対策には、特にアポクリン汗腺周囲を清潔に保つことを心がけ、アポクリン汗腺領域の脇毛やアンダーヘアの処理も検討します。むやみに香水などをつけると、香料が汗と混ざりあってとんでもない臭いに変化することがあります。体臭の薄い日本人は、**臭いを「つける」**より、**臭いを「消す」**ことを優先してください。

重症例では、アポクリン汗腺を取り除く方法もありますので、皮膚科などの医療機関で相談してください。

ワキガの多い欧米人のアンダーヘア処理率は、女性でほぼ100％、男性でも80％ときわめて高いものです。男女ともに全脱毛（ツルツル状態の**ハイジニーナ**）が大半です。**Oライン**（肛門まわり）の脱毛処理により排便時のふき取りが楽になり、**Vライン**（足の付け根・下腹部）や**Iライン**（陰嚢〈玉袋〉や外陰部まわり）の処理で、臭いやムレが軽減されます（**図17**参照）。

衛生的であるだけでなく、VIO全脱毛のハイジニーナ同士のセックスは脱毛前と比べ格段の密着感と快感を得ることができます。

日本では、女性のハイジニーナへの関心が高くなっているとはいえ、残念ながらまだまだアンダーヘア処理の後進国。それでも、**男女ともVラインを薄く残して処理し、I・Oラインの脱毛処理をする時代**になりつつあります。脱毛によって丸見えになるIラインが

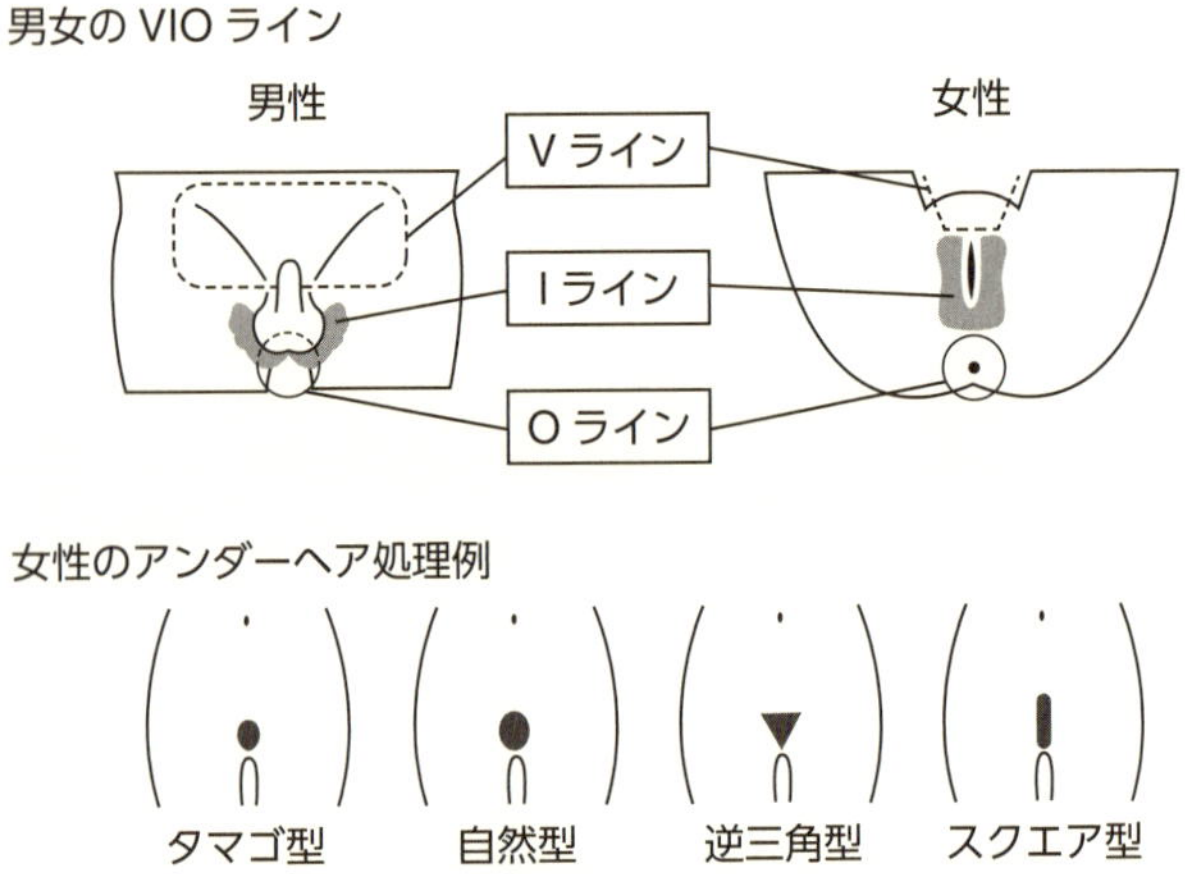

図17　男女のアンダーヘア処理
Vライン（足の付け根・下腹部）を薄く残し、Iライン（陰嚢〈玉袋〉や外陰部まわり）とOライン（肛門まわり）の脱毛処理を推奨します

気になる女性は、ＩラインをＶラインから徐々になくしていく形（タマゴ型、逆三角型など）もおススメです（図17参照）。

ハイジニーナ処理の先進国であるアメリカやフランスなどでは、エステサロンでの**ワックス脱毛**や**光脱毛**（複数の波長の光線使用。レーザー脱毛ほどの威力はありません）、皮膚科などの医療機関での**レーザー脱毛**（強力な単一の波長光線で、永久脱毛が期待できます）以外に、自宅での**ワックス脱毛**が普通に行われています。

このため、**VIOのケアグッズ**がとても豊富にそろっていて、全国の薬局やスーパーに堂々と並んで売られています。しかもエステサロンでの値段設定が日本より安く、ネイルサロンのノリで利用しやすい環境にあります。日本では、アンダーヘア処理を個人で行うこと自体が一般的でなく、周囲からの経験情報も入りにくいので、より慎重な対応が必要かもしれません。

脱毛ワックスの使用前には、パッチテストを行ってください。すなわち、ワックスを腕の内側の軟らかい皮膚に少量塗り、1日放置します。なにも異常が出なければ大丈夫です。仮に皮膚に赤みやかゆみが出た場合（その部分は水で洗い流します）は、使用してはいけません。

もちろん、自己処理に不安があるなら、脱毛サロンや皮膚科などの専門施設を利用しましょう。

「肩こり・腰痛のカップルマッサージ」を始めましょう

マッサージは「手当て」です。パートナーを思いやり、優しく触れあうことで相手も自分自身も癒され、言葉以上のコミュニケーション力を発揮します。

特に、パートナーがその気にならないカップルにとっては、**少なくなってきたスキンシップや会話を回復するキッカケになるはず**です。最初は、次のように軽く呼びかけることから始めます。

「疲れているみたいだね。肩や腰のマッサージをしてあげるよ」

「最近、パソコン作業が増えていない？　肩や腰のマッサージをしてあげようか？」

などと自分からさりげなく誘ってみるのです。

座りっぱなしや立ちっぱなし、あるいは緊張した１日を過ごした後は、誰もが背中や腰まわりが張ってしまいます。なんと、**日本人が訴える体調不良の症状の中で、女性の第１位が肩こりで、男性の第１位が腰痛**なのですから驚きです。

特に肩こりや腰痛が多い原因は、長時間の事務やパソコンの作業に、スマホや携帯電話の操作で背中が丸まって猫背になる傾向があるからです。本来反《そ》り返るようにカーブしている背中の骨がまっすぐに変形してしまうのですから、肩こりや腰痛が起こらない人などいないのです。自分では触れることができない腰背部だけにマッサージは喜ばれます。

そして、**マッサージをしながら、ともかく聞き役に徹して**ください。

たとえあなたに話したいことがあったとしても、ここは我慢です。疲れたパートナーの心身を癒すマッサージは、相手のストレスを少しでもやわらげることを優先し、相手が喋り出すのを待ちましょう。２度、３度とマッサージを続けていけば、やがてあなたの気持ちがパートナーの脳内に響きはじめ、**言葉のキャッチボールも可能に**なります。

具体的な肩こり・腰痛のカップルマッサージの方法を説明します。

①パートナーに肩の力を抜いて椅子に座ってもらいます。あなたは背後に立って、片方の手のひらを首まわり、左右どちらかの肩にあてて（他方の手は、反対側や近傍などに置きます）、**自分の手と相手の皮膚をなじませるように**ゆっくりと前後左右にさすります。決して無理にほぐそうと強い力を入れてはいけません。

②首筋から肩先まで、片方の手で筋肉を**優しくつかみ上げるようにし**て持ち上げます。このとき、他方の手は、前頭部を支えます（**図18a参照**）。また、肩の後ろ側の筋肉にも両手で同様の手技を行います（**図18b参照**）。

③**ツボ**は、押さえると痛いけれど気持ちよく、刺激するとリラックスや活力などの優れた効果を与える場所です。一般には身体の中の少し凹んだ部位で、その数は、ＷＨＯ（世界保健機関）が２００６年に国際統一したものだけでも３６１個あります。

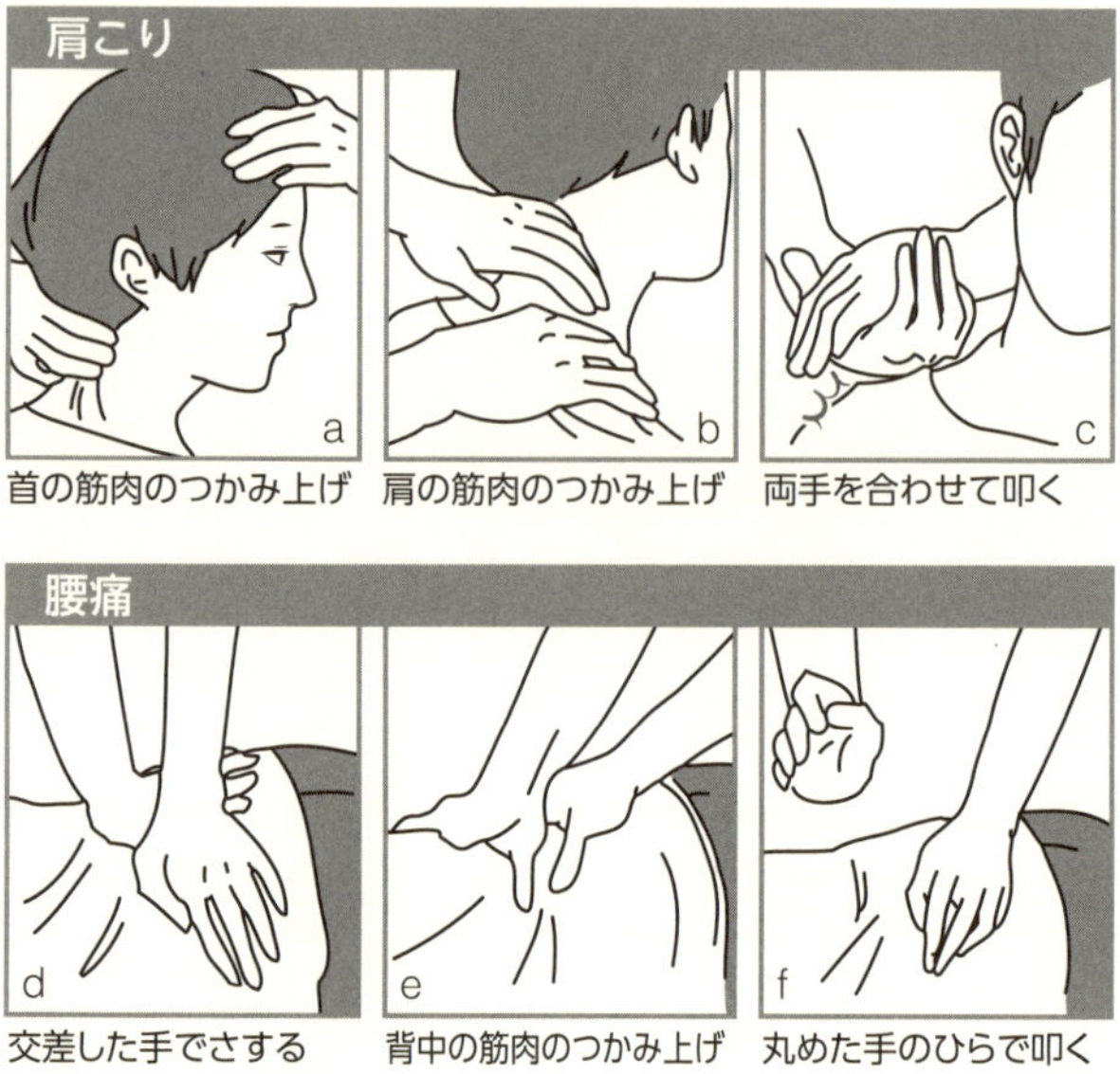

図 18　肩こり・腰痛のマッサージ方法

a：首筋から肩先までの筋肉を片手でつかみ上げてほぐします。b：肩の後ろ側の筋肉を両手でつかみ上げてほぐします。c：おにぎりをつくるように両手を握り、合わせた手で肩を適度な強さでリズミカルに叩きます。d：直角に交差させた手で前後左右にさすります。e：背中の筋肉を両手でつかみ上げてほぐします。f：丸めた手のひらを左右交互に使って、腰背部を適度な強さでリズミカルに叩きます

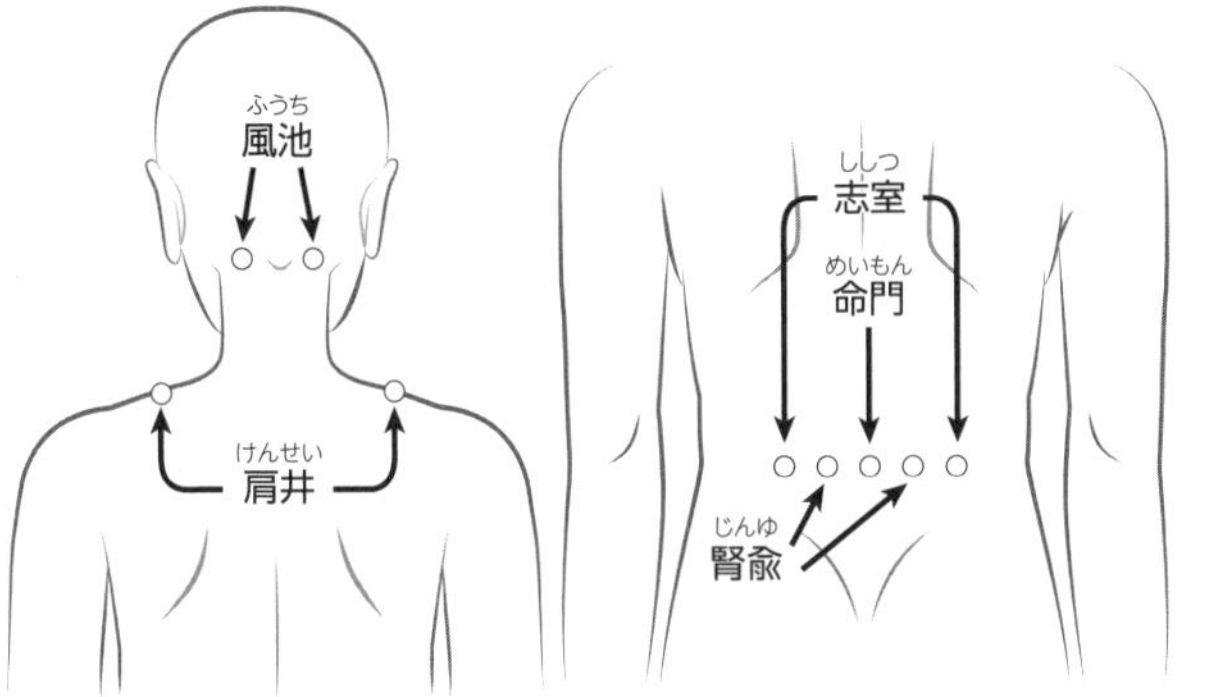

図 19　首・背中の 5 つのツボ
風池は耳の後ろの骨から指 2 本分内側。肩井は首の付け根の突起した骨と肩先の真ん中。命門はおへその真裏(両ひじを結ぶ直線上)。腎兪は命門から指 2 本分外側。志室は腎兪からさらに指 2 本分外側。筋肉がほぐれたら、ツボを親指で徐々に力を強くしながら(痛みを感じる直前まで)押していきます。5 秒間押し続けて、ゆっくり力を抜く操作を 3 回繰り返します

それまでは、日本、中国、韓国を中心にツボの位置や名称に不一致が存在していました。国際基準が統一されたおかげで、アメリカやオーストラリアなど世界各国でツボの活用が盛んになっています。

本書では、肩こり・腰痛に効果的な次の5カ所を紹介します（図19参照）。

●**風池**《ふうち》は耳の後ろの骨から指2本分内側(左右2カ所)にあります。眼精疲労(目の疲れなど)、肩こり、自律神経失調など、幅広い効果があります。

●**肩井**《けんせい》は首の付け根の突起した骨と肩先の真ん中にあります。肩こりの特効的

なツボです。

●**命門**《めいもん》はおへその真裏（両ひじを結ぶ直線上）にあります。疲労や倦怠感を取り除き、元気にする効果があります。男性にとっては勃起力改善効果が期待できます。

●**腎兪**《じんゆ》は命門から指２本分外側（左右２カ所）にあります。排泄機能の活性化、老廃物や有害物質の除去や血液をきれいにし、腰痛にも効果があります。

●**志室**《ししつ》は腎兪からさらに指２本分外側（左右２カ所）にあります。腎臓機能の活性化と腰痛や冷え性に効果があります。

筋肉がほぐれたタイミングで、ツボの風池や左右の肩井を親指で徐々に力を強くしながら押していきます（強さのマックスは、パートナーが痛がる直前まで）。約５秒間押し続けて、ゆっくり力を抜きます。これを３回繰り返します。

④肩の仕上げは、おにぎりをつくるように両手を握り、その合わせた手で**左右の肩をトントン**叩きます（**図18c**参照）。適度な強さでリズミカルに行います。

⑤次に、パートナーに力を抜いてうつぶせに寝てもらいます。あなたは左右の手のひらを

直角に交差させて、パートナーの腰にあてます。筋肉を**優しくほぐすように**ゆっくりと前後左右にさすります（図18d参照）。腰の左右両側を同様に行いながら、腰から少しずつ背骨にそって背中を上がっていきます。首までできたら、また通ってきた場所をそのまま腰まで戻ります。そのときは、最初より少し強い力を身体に対して垂直に加えながら行います。

さらに、お尻、太もも、ふくらはぎにも同様の手技を行います。

⑥パートナーの片側から、両手で背中の筋肉を**しっかりつかんで引くようにしたり、はじくようにしたり**して筋肉をほぐします（図18e参照）。この際、痛がる人が多いので、力加減に注意します。他方の側からも、同様の手技を行います。

⑦筋肉がほぐれたタイミングで、ツボの命門、左右の腎兪と志室（図19参照）を親指で**徐々に力を強くしながら**押していきます。約5秒間押し続けて、ゆっくり力を抜きます。これを3回繰り返します。なお、男性にとって命門刺激は、勃起機能を回復する効果が期待できます。

⑧仕上げは、丸めた手のひらを左右交互に使って、**腰背部全体をトントン**叩きます（図18f参照）。適度な強さでリズミカルに行います。

アロマオイルで官能的「カップルマッサージ」

カップルマッサージを何度か試して、パートナーが好意的に受け入れるようになってくれば、しめたものです。**さらなるチャンスの到来**です。その頃には言葉のキャッチボールも可能になりはじめているはずです。次はぜひ、「今日１日頑張ったプレゼント」と称して、アロマオイルを使った官能的なマッサージに挑戦しましょう。

アロマオイルには、本来、ストレスをやわらげて心身を癒す優れた効果があります。さらにイランイラン、サンダルウッド、パチュリー、ジャスミン、ローズに代表されるアロマオイルは、**性的興奮を高める作用を持つ**として有名で、香りだけで官能的な気分にさせてくれる効果があります（図20参照）。

購入したアロマオイルの原液（エッセンシャルオイル）をそのまま使用してはいけません。皮膚には刺激が強すぎるからです。希釈用のオイル（ベースオイル）で１００倍以上

アロマオイル（エッセンシャルオイル）	香り
イランイラン	エキゾチックな甘い香り
サンダルウッド	深みのあるウッディな香り
パチュリー	ウッディで甘く、濃厚な香り
ジャスミン	甘く陶酔感のある花の香り
ローズ	セクシーなバラの香り

図20　性的興奮を高める代表的なアロマオイル（エッセンシャルオイル）

いずれも原液ではなく、たとえば30 mLの希釈用のオイル（ベースオイル）に対して6滴加えて薄めたものをマッサージオイルとして使用します。それぞれを単品で使ってもよし、数種類のアロマオイルをブレンドして好みの香りを楽しむのもOKです

に薄めます。たとえば、30 mLのベースオイルにエッセンシャルオイル6滴が希釈の目安です（図21参照）。

数滴のアロマオイルしか含まないベースオイル（マッサージオイルとして使用）でも、性器周辺や目のまわりの粘膜面や乳幼児などの**過敏な皮膚への使用は避けて**ください。

そして、マッサージオイルとして使用する前に、敏感肌やアレルギー体質でないことを確認しておく必要があります。調整したマッサージオイルを腕の内側の軟らかい皮膚に1滴塗り、1日放置して、パッチテストを行います。

何も異常が出なければ大丈夫です。仮に皮膚に赤みやかゆみが出た場合（その部分は水

ベースオイル量	10 mL	20 mL	30 mL	40 mL	50 mL
アロマオイルの滴数	2滴	4滴	6滴	8滴	10滴

図21　ベースオイルに対するアロマオイルの滴数（希釈方法）
数種類のアロマオイルをブレンドする場合は、合計滴数が上記になるようにします。たとえば、ベースオイル30mLに対して、イランイラン２滴、サンダルウッド３滴、ローズ１滴などです。ベースオイルはマッサージ専用の植物オイルで、これだけでもマッサージに有効です

で洗い流します）は、マッサージに使用できません。

アロマオイルの官能的マッサージは、ぜひ、入浴後に行ってください。入浴後は気分的にリラックスして、血行も良好だからです。照明を少し暗くし、心地よい音楽を流します。室温は暑すぎず、寒すぎない適温に調節します。

マッサージオイルを適量手のひらにとります。

前項で述べた「肩こり・腰痛のカップルマッサージ」の手順①で、椅子に座ったパートナーの肩や首まわりの皮膚になじませるように、前後左右にさすりながらオイルを薄くのばします。その後は、いつもどおりのマッサージを続けます。

そして手順⑤で、再びマッサージオイルの適量を手のひらにとります。うつぶせのパートナーに対して、左右の手のひらを直角に交差させて、腰から肩、そしてお尻、太もも、ふくらはぎの皮膚になじませるように前後左右にさすりながらオイルを

薄くのばしていきます。

手のオイルがなくなればその都度追加します。その後は、いつもどおり、しっかりとマッサージを続けてください。

なお、マッサージの後は、一晩じっくりとアロマオイルを皮膚になじませます。香り効果が肌に浸透するには30分以上かかり、その後、血中に最長で8時間程度とどまります。香り効果を最大限引き出すためには、**マッサージ直後はシャワーなどを浴びないほうがよい**ですが、ベタつきが気になる場合はタオルで軽くふき取るようにしましょう。

コラム　フレッシュハーブティーをカップルで

ハーブの中でも性的興奮を高めるイランイラン、サンダルウッドなどは一般にエッセンシャルオイル（図20参照）としてアロマテラピーに使われることが圧倒的に多いと思います。

先日、ベランダで自家製のハーブを育てて、簡単にフレッシュハーブティーを楽しめるかどうか試してみました。なによりも大事なことは、透明なティーポットの中の摘み立てのハーブを前にして、葉の色や形、そして香りの変化を、パートナーと2人して体感し、楽しむことです。選んだハーブの苗は**レモンバーム**（別名：メリッサ）。抗酸化物質を含んでいてストレス抑制作用があり、テストステロンやエストロゲンの効果を高めるうえに、「携帯すると恋人ができる」ともいわれるほど、スピリチュアルな恋愛促進作用が知られています。なお、私の自宅のベランダは、高いビルの谷間にあり、日中でも30分ほどしか太陽光が差し込みません。しかし栽培はきわめて容易で、購入した苗を鉢に移し替えて3週間ほどで3倍以上の大きさになりました（図参照）。

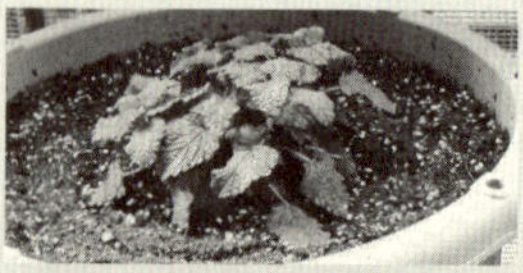

苗を植え直した直後

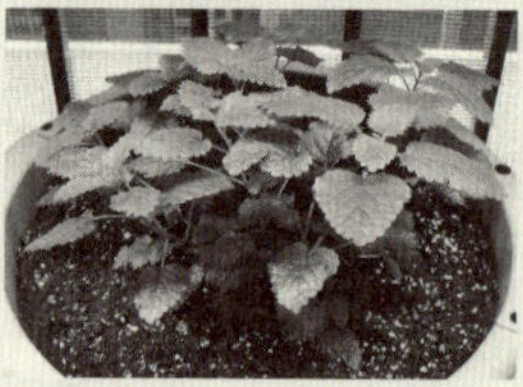

3週間後

早速、レモンバームの葉（1人分は手のひら一つかみが目安）を摘み取って、ガラスのティーポットに入れます。煮沸したお湯を注いだら蓋をし、5分ほど蒸《む》らせばできあがりです。私はハチミツを少量加えましたが、独特な爽快感で幸せな気分になれました。

ぜひ、皆様も、どうかパートナーとご一緒にお試しください。

特別な日の演出

普段から、身だしなみは最低限こぎれいに保ちましょう。休日だからといってパジャマのままで過ごすのも、だらしなくジャージやスウェットで部屋に閉じこもるのもNGです。パートナーと過ごす絶好の機会です。たまには気分転換も兼ねていつもとは違う場所に出かけましょう。TPOに応じてメリハリをつけて身だしなみを整えてください。服装が変われば心構えも変わります。

また、**特別な日をつくる**のもおススメです。最も取り組みやすいイベントは「記念日」です。

一般に女性は、誕生日や結婚記念日といった**記念日を祝福したい気持ち**が強いものです。男性は、昇給・昇進などはもちろんですが、担当している仕事がうまくいったとか、何かの試合で勝ったとか、概して**個人的な成果を祝いたい傾向**があります。予算を組み、しっかり計画し準備しましょう。

これまでにない場所や内容でも、なじみのある場所・内容でも、心からの感謝の気持ちを伝えることが一番のサプライズプレゼントです。

特別な日の夜にこそ、官能的な雰囲気が似合います。思い出の音楽を選曲し、性的興奮を高めるイランイランやサンダルウッドなどのアロマを用いて、甘美な雰囲気を楽しみます。

アロマの香りは、市販のアロマポット（小皿に水を張ってオイルを数滴入れ、キャンドルで小皿を温め香りを発散させます）、アロマランプ（キャンドルの代わりに電気の熱でオイルの香りを発散させます）、アロマディフューザー（水で希釈したオイルを超音波で霧状に拡散させるもので、最も人気があります）などを使って、それぞれのアロマオイルを単品で用いたり、好みの香りをブレンド（たとえば、ジャスミン：パチュリーを１：１の割合など）したりしてください。または、アロマの香りだけでなく、キャンドルの火、器具本体に設置された電球の独特な光や拡散した放射状の霧などで**幽玄的な視覚効果**も加わります。

とっておきのセクシーランジェリーもこんな夜はとても似つかわしいものです。ただ、それを品がないと感じる男性もいますから、あらかじめ一緒に買いにいくことができれば最高です。

適度な飲酒は交感神経を鎮め、リラックス効果をもたらしてくれます。心身をより開放的にして、普段より大胆にセックスを楽しめる状態になります。ぜひ、カップルで楽しい会話を交わしながら赤ワインのボトルを1本ゆっくりと飲みほしてください。赤ワインには、ストレスをやわらげる**抗酸化物質のポリフェノール**が相当量含まれています。**鬼に金棒の一品**です。

ただ、あくまで飲酒は適量にとどめましょう。飲み過ぎれば神経をマヒさせ、性欲を減退させます。また、たとえ勃起しても容易に中折れしてしまいます。

満腹を感じるほどの食事も厳禁です。食欲と性欲は脳内の司令塔が同じで、食欲が満たされてしまうと、性欲もなくなってしまうのです。軽食程度にしておきましょう。

性欲を促す**テストステロン分泌は、1日のなかで起床時が最高値**です。そのことを考慮すると、特別なイベントを満喫した翌朝が、理論的にはベストの合体時間帯ではあります。まあ、こればかりは流れに身を任せましょう。

コラム　ハムレットのローズマリー

特にエリザベス一世時代（１５５８年〜１６０３年）に大活躍したシェイクスピアは、オカルト的知識に精通していました。中でも毒薬が重要な意味を持つ『ロミオとジュリエット』と『ハムレット』には、ハーブの**ローズマリー**が印象的なかたちで登場します。独特の強い芳香のローズマリーは、別名「恋の媚薬」とも呼ばれ、記憶や若さを保つハーブとして知られています。当時は、結婚式や葬式にも使われていました。

『ロミオとジュリエット』の中では、ロミオのイニシャルのＲと同じＲで始まるローズマリーを引きあいに出して、乳母がジュリエットに結婚を暗示するようなシーンがあります。『ハムレット』では、狂気に陥ったハムレットの恋人オフィーリアが、「私をいつまでも忘れないでね」と兄のレアティーズにローズマリーを差し出したりします。

それもそのはずです、ローズマリーには、優れた抗酸化物質のポリフェノール（フラボノイド、テルペノイドなど）などが含まれているうえに、主に料理やアロマオイルとして使われて、記憶力を高め、若返りからパートナーを奮い立たせる催淫作用だってあるのですから。

オーラルセックスを好まない女性、脱ぐのをみるのが好きな男性

社会のセックス実態を公平に調査することは容易ではありません。大半は、「みずからのセックスを積極的に語りたい人」が回答者となり、「消極的な人」が対象から脱落することが多いからです。要するに、よりセックス嗜好の強い、特異な内容になりがちなのです。

その点、今から20年以上前（1994年）に刊行された『セックス・イン・アメリカ』は、全米から客観的かつ厳正に調査対象を抽出した点において、きわめて公正な実態調査報告です。わが国の今日の実態とは当然ながら相違もありましょうが、**ある程度の普遍的傾向**がみてとれます。

中でも、セックス行為の嗜好に関する回答の性差は注目すべき点です（図22参照。各質問項目に対して「とても魅力的」と「多少は魅力的」を合わせた回答率を用いて作図しています）。

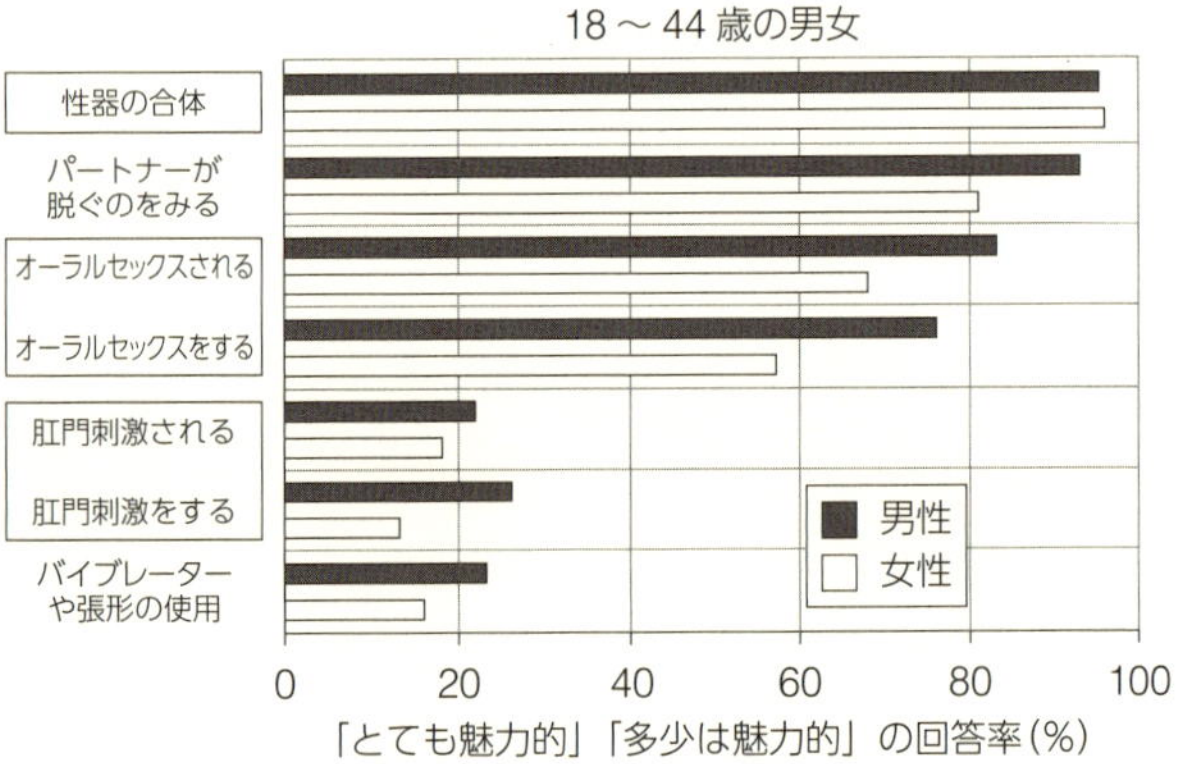

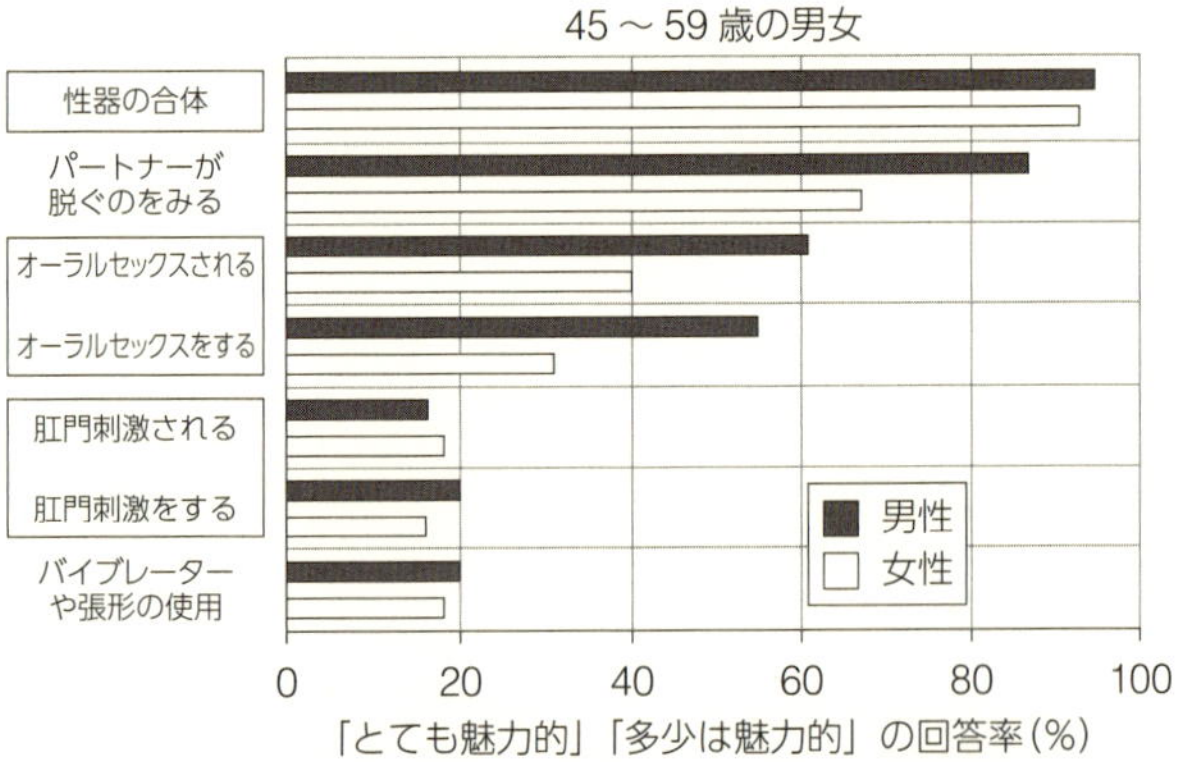

図 22　セックス行為の嗜好の性差
全米から公正に抽出した 3,400 人あまりの完全回答を集計。各項目に対して「とても魅力的」「多少は魅力的」を合わせた回答率を作図しています。残りは「魅力的でない」「まったく魅力なし」を合わせた回答率です（文献 15 を改変）

その結果をみると、**男性は女性よりオーラルセックスをするのもされるのも快感**が強く、パートナーが脱いでいる姿に魅力を感じています。

逆に女性は、男性よりオーラルセックスを魅力的とは思っていません。特に、フェラチオは「魅力的でない」と「まったく魅力なし」を合わせた否定的回答率で比較すると、男性の18～44歳で17％、45～59歳で39％に対して、女性ではそれぞれ43％、69％と2倍前後に膨れ上がります。

実際に行っているかどうかは別に、**女性の過半数近くの本心はフェラチオを好きではないか、抵抗がある**のです。男性の皆様、その点をしっかりと胆に銘じてください。

フェラチオは女性にとって快感そのものではなく、パートナーの気持ちをくんでの思いやりなのです。実際、多くの女性が、フェラチオで顎のだるさや痛みを感じている事実を認識してください。

さらに念のため、「パートナーが脱ぐのをみる」の質問項目に対して「とても魅力的」と最大の好感率だけを抜き出すと、男性の18～44歳で50％、45～59歳で40％に対して、女性ではそれぞれ30％、18％となり、男性が女性のほぼ2倍の官能的反応を示します。**男性**

は少しずつ脱いでいく女性にムラムラするのです。

　また、本調査報告では、肛門の刺激（アナルセックス）やバイブレーター・張形《はりかた》（ペニスの形の玩具。別名：コケシ、ディルド）の使用などの嗜好も検討しています。性革命で名高いアメリカでも、これらの行為に魅力を感じない人がほとんどで、明らかな性差もありませんでした。それでも20％前後とそれなりの嗜好者がいます。パートナーのセックス嗜好は大切ですし、セックス行為はやってみないと気づかないことが多くあります。セックスの不一致になる前に、カップルの会話で取り上げ、ぜひ、相互で確認行為をしてください。**思いもよらない快感を発見する**かもしれません。

　これまでのバイブレーター・張形などの「大人のおもちゃ」は、どうも女性には買い求めにくいシロモノでした。最近は、「ラブグッズ」などと呼ばれ、デザインも女性向けにカワイイものが豊富に出ています。バイブレーターにはみえない形のものや、TVの横に置いても違和感のない置物のような形（膣内への浅い挿入やクリトリスを刺激するなどが目的）のものなどがあり、女性専用の通販サイトも増えています。

コラム 世界初の科学的調査報告『セックス・イン・アメリカ』

セックスを科学することは容易ではありません。誰もが知りたいと思いながらも、セックスを語ること自体がタブー視されているからです。前述しましたが『セックス・イン・アメリカ』が刊行された1994年（日本語訳は1996年刊行）までのセックス調査は、「みずからのセックスを積極的に語りたい人」が調査対象にしていたため、報告内容がセックス嗜好の強い傾向になっていました。しかし、『セックス・イン・アメリカ』は、「消極的な人」も含めて多数の調査対象者を全米から客観的かつ厳正に選び出した点において、はじめての科学的実態調査になっています。

その調査結果は、アメリカのイメージに反してきわめて保守的なものでした。大多数のアメリカ人は生涯に数人のセックスパートナーを持つだけです。既婚男性の75%、既婚女性の85%が不倫経験はなく、セックス満足度も高いのです。セックス頻度は月に数回が最も多く、ほぼ40%。ほとんどが性器合体のセックスです。

セックス頻度が高いほどマスターベーションの経験があり、マスターベーションがセックスの代用行為ではなく自己開発的行為であることが明らかにされています。

浅い合体と深い合体の「男性へのススメ」

カップルを取り巻く職場や家庭における心身のストレスが、「セックスできない夫」や「セックスしたくない妻」を生み出しているのは間違いありません。

しかしある統計によれば、セックスレスも含め「セックスが少ない」と思っているカップルの中で、「もっとセックスをしたい」と願っている男性が80％近くもいるのに対して、女性ではその半分の40％に満たない数字でしかありません。この現状の原因は、単に性欲の違いだけでは説明できません。どう考えても、パートナーに**受け入れてもらえないなんらかの要因が男性側に潜んでいる**可能性があるからです。

特に男性は望まないセックスレスにおちいらないために、**おかしやすいセックス行為のタブー**を知る必要があります。

それは、女性がまだ受け入れる準備ができていないのに男性が挿入行為を始めること、そしてペニスのピストン運動に固守しすぎることです。

セックスはカップル双方向のコミュニケーションです。自分が快楽を得るだけではコミュニケーションになりません。自分がオーガズムに達してなくても相手が喜ぶ様子を感じるだけでも、自分の快楽になるはずです。**パートナーへの思いやりが不可欠**なのです。

女性の性欲は、心地よい雰囲気の中で、ハグやキスなどのスキンシップや甘いささやきでスイッチが入ります。パートナーのさらなる愛撫ではじめてペニスを受け入れる態勢ができます。まずは、クリトリスを愛情込めて刺激することが大切です。指やペニスを接触させたり、口や舌で刺激したりしますが、前述したようにオーラルセックスを嫌う女性もいますので、配慮が必要です。


最初は指で膣内のGスポットを中心に刺激します。Gスポットは膣入口から数cmのお腹側にありますから、普段からその刺激場所を確認しておきます。多くの女性が指によるGスポット刺激で快感を得ることができます。

そして、**挿入はGスポットへ向けての浅い挿入から始め、小さくゆっくりと**ペニスを出し入れします（**図23**参照）。徐々に興奮を高めるためです。

浅い挿入でGスポットを刺激するためには、ペニスの角度が女性の膣内のお腹側に向いて、亀頭冠（カリ）がGスポットにあたる必要があります。このため、**最も適した体位は正常位**で、しかも、女性が両足を高く上げたり、枕などを女性の腰の下に置いたりしてカ

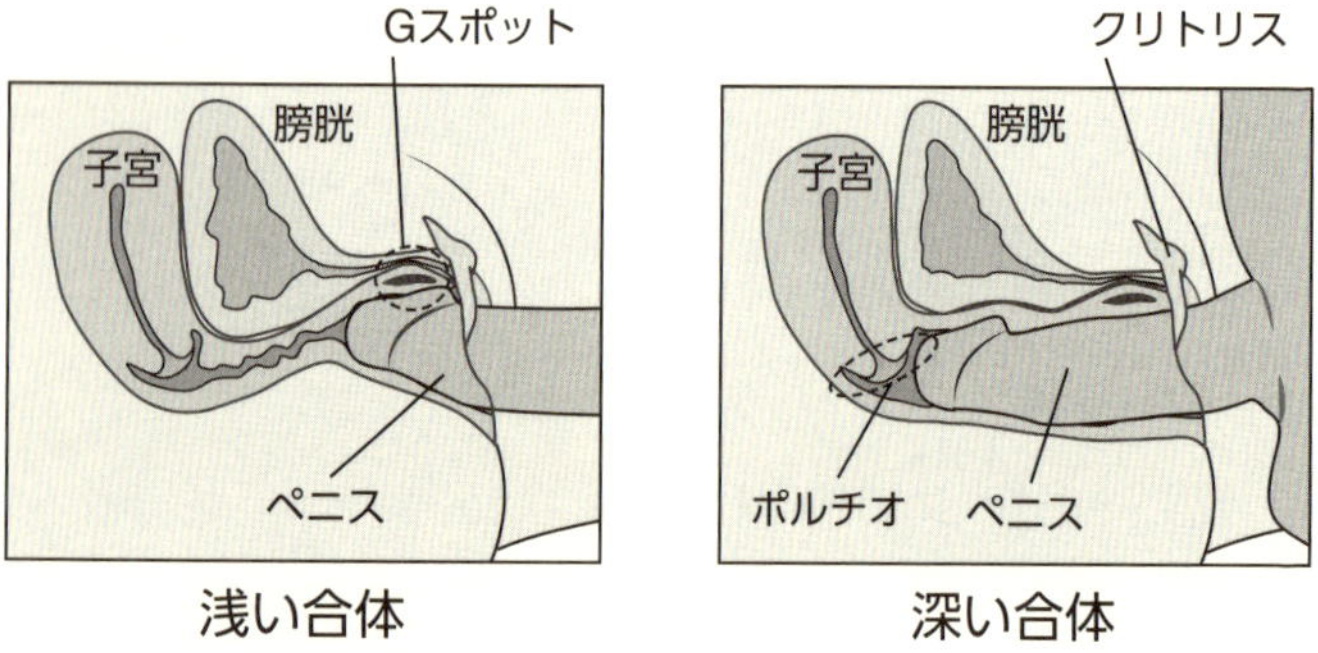

図23　浅い合体と深い合体
浅い挿入で亀頭冠（カリ）がGスポットを刺激します。深い挿入では亀頭がポルチオを刺激し、ペニスの根元や恥骨でクリトリスも刺激されます

リがGスポットを刺激しやすくなる角度を確保してください。

正常位は、お互いの身体の同じ部分が重なりあいます。見つめあい、唇を重ねることで信頼と安心感が生まれます。ただし、男女の性器、性感帯や感受性は個人差が著しく、相性と経験が必要ですので、後背位や騎乗位などを含めたすべての体位においていえるのは、どの体位が最も感じやすいかはカップル次第なのです。

より深い挿入によって、一般に男女とも、全身にしびれるような快感が駆けめぐります。それは膣が反射的にペニス全体を締めつけて相互に刺激しあい、亀頭がポルチオを、ペニスの根元や恥骨がクリトリスを、それぞれ刺激するからです（図23参照）。

深く挿入したペニスを膣の入り口まで引き抜く操作を繰り返すことでさらなる強い快感を覚えるのは周知のとおりです。この際、ピストン運動の、特に引き抜くスピードが速ければ、勃起が強くなり射精までの時間も早まります。射精を遅らせより長く快楽を楽しむためには、**ペニスを深く挿入したままで、膣の奥で小さく前後に出し入れする**ことです。亀頭の刺激は少なくなりますが、ペニスの根元や恥骨がクリトリスにより多くあたり、パートナーによってはより興奮が高まる場合があります。

正常位では、女性が両足を開いたまま高く上げるほど（足を男性の腕や肩に乗せます）、ペニスはポルチオに届きやすくなります。

後背位では、女性の両ももがあまり開かず膣がよく締まっているうえに、男性の腹部との密着度がきわめて高いために、ペニスを深く挿入することができます。女性が両ももをあわせれば、さらに膣の締めつけが強くなり快感が強まります。**Gスポットよりポルチオを刺激しやすい体位**です。しかも男性の両手が自由で、女性のお腹側にまわしてクリトリスや乳首を刺激し続けることができますから、男女いずれにも興奮が高まります。このとき女性がさらにセックス筋を刺激すれば、ますます膣が締まり興奮を高めることができます。四つん這いになった状態で腹の力を抜いて、肛門を締めさえすればよいのです。

ただ、後背位は男性には人気の体位ですが、パートナーの顔がみえないこともあって、「動物的」「屈辱的」などと感じて嫌がる女性がいるのも事実です。その点、**騎乗位**は女性の手でペニスの挿入を誘導できます。女性が、上体を上下に動かしたり、前傾や後ろに反ったりすることで角度や深さを調節できて、Ｇスポットやポルチオを刺激することができます。また、クリトリスがペニスの根元や恥骨で強く圧迫刺激されるだけでなく、みずからの手でクリトリスを刺激することも可能で、**女性が快楽を最もコントロールしやすい体位**なのです。

男性側からすると、自由な両手で女性の乳首やクリトリスを刺激することができます。ピストン運動をしないことで、オーガズム直前の興奮の高まりを楽しみながら射精をコントロールできる利点があります。特にこのとき、お腹の力を抜いて、肛門を締めると、セックス筋を刺激して射精を止める効果が高まります。

オーラルセックスと後背位の「女性へのススメ」

少数派ではありますが「もっとセックスをしたい」と思っておられる**女性にぜひ試みて**

いただきたいのは、フェラチオと後背位です。

ほとんどの男性が「パートナーが自分のためにけなげに協力している」と実感して歓迎することの多い行為です。もちろん、唐突に行為に及ぶことは逆効果になる可能性もありますし、女性にとってはフェラチオも後背位も少なからず抵抗感があります。

フェラチオでは、ペニスがまだ軟らかく小さなうちから始めることをおススメします。恐怖や嫌悪感がある女性にとっては、口に入れやすく、ペニスを「カワイイ」と親しみを感じることができ、まだしもハードルが低いからです。

問題なのは、これまでスキンシップのなかったカップルでは、そうそう容易にフェラチオなどに踏み切れないことです。女性も男性もするべきことは明確です。

それは、**日々のスキンシップや会話で、パートナーとの絆をしっかりと深めておく**ことです。特に、身体に優しく触れられると人は自分が必要とされていると感じます。ぜひ、優しいタッチのスキンシップを心がけてください。その延長線上にしかセックスはないと思う必要があります。

なかなかスキンシップのキッカケがつかめないのであれば、前述した「肩こり・腰痛のカップルマッサージ」に挑戦することをおススメします。パートナーにマッサージをすることで、スキンシップと会話が生まれ、カップルの優れたコミュニケーションツールであるセックスが始まるのです。

セックスライフに備える

男女共通のセックス筋（骨盤底筋）

筋肉の中を血管が通っています。筋肉の伸び縮みの動きがローラーのような役割をして血管をもみほぐし、血液の流れをスムーズに押し進めています。運動量や筋肉量が落ちれば、それだけ血液の流れが滞ります。全身の隅々に運ぶはずの栄養物だけでなく、処理すべき老廃物や有害物質も血管内にとどまり、動脈硬化などを引き起こしてしまいます。

筋肉の作用対象は、血管だけではありません。神経、ホルモン分泌、免疫の機能に深くかかわっています。特に体幹（お腹や背中まわり）や下半身の筋肉は、これらの機能にさらにお腹の中の腸内環境を整えることで、私たちの**快食・快眠・快便**などのすべての健康生活を支えています。

骨盤底筋は別名セックス筋と呼ばれ、まさにこうした**健康生活の一翼を担っている**のです。

セックス筋は、骨盤の底をつなぐ恥骨から尾骨への筋肉の集合体です（図24参照）。ちょ

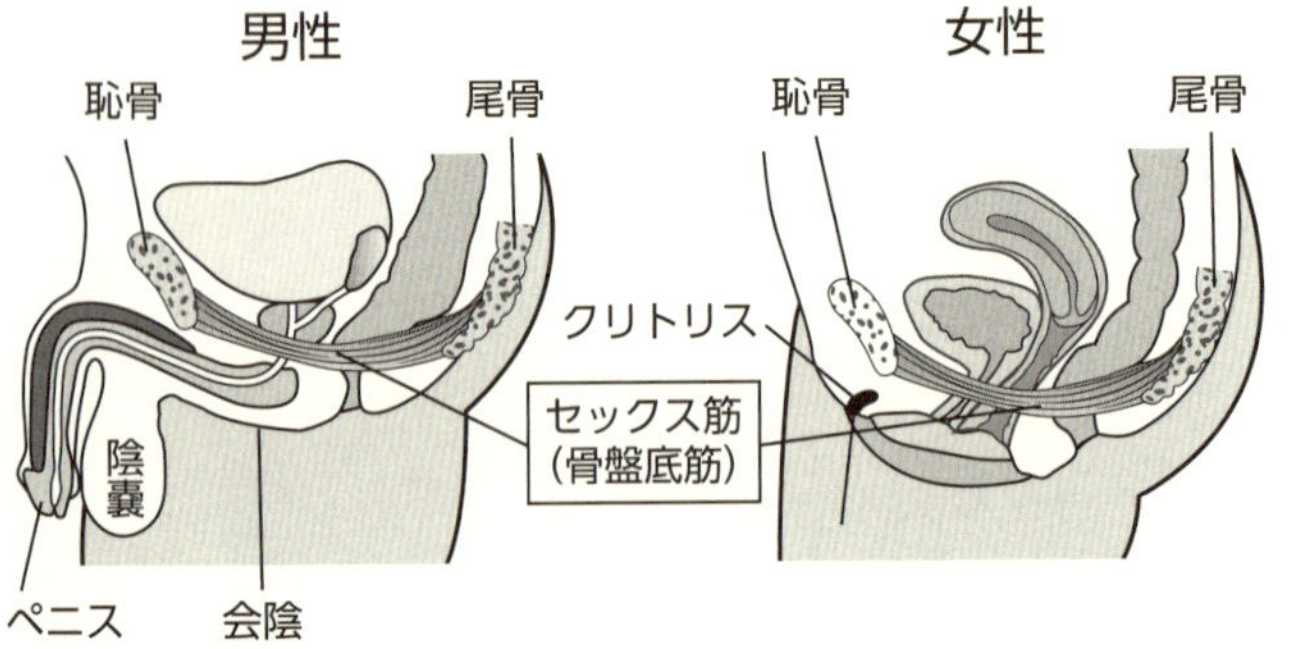

図 24　男女共通のセックス筋（骨盤底筋）
恥骨から尾骨につながる筋肉群で、自転車のサドルがあたる部分です。男性のペニスと前立腺を支えて、筋肉作用で勃起し、前立腺の中を通る射精管からは精液が分泌（射精）されます。女性では、支えているクリトリスや膣を刺激して絶頂感へと導いてくれます

うど自転車のサドルがあたる部分で、下からみると三角形をしています。

男性のペニスや前立腺、女性のクリトリスや膣、そして男女共通の尿道、膀胱、直腸などをしっかり支えています。


男性においては、セックス筋が収縮・弛緩の持続的な運動をすれば、ペニスの血管に血液が流入して勃起し、同時にペニスの根元を手前に引っ張り上げて、ペニスを直立させます。前立腺の中には射精管が通っていますから、筋肉運動で射精管から勢いよく精液が分泌（射精）されます。まさにセックス筋と呼ばれる理由です。

下腹部に力を入れることで、排尿を途中で

止められるのも本筋肉だけがなせる「離れ技」です。排尿が止められるのですから射精も直前で止めることができます。このため、**セックス筋の筋力が持続すれば、そそり立つ勃起が維持できて、射精をコントロールすることで極限のオーガズムを長時間味わうことが可能**です。

セックス筋の位置は外から簡単にわかります。肛門と精巣（玉）を包む陰嚢（玉袋）（女性では膣口）をつなぐライン（会陰《えいん》と呼びます）を指で触りながら、肛門をキュッと締めてください。指にピクリと伝わる感触がある場所がその位置です。

特に**男性にとって、この会陰は重要**です。射精直前にセックス筋を緊張させることで射精を止めることができるといいましたが、逆に、オーガズムが近づく直前に自分の会陰を指で押して刺激（手を後ろにまわして背後から）すれば、**射精を止めることも可能**です。会陰の刺激は直接前立腺を刺激することになるからです。さらに、人によっては、女性のGスポットに匹敵するような性感帯になっています。

ここで改めて射精について述べておきます。

男性は、パートナーのためにこそ可能な限り射精をコントロールして、女性の感情の盛り上がりを感じとる余裕を持ってほしいのです。喜びが共有できれば、セックスによるコミュニケーションがより深まり、それがそのまま、男性自身の最良のオーガズムの達成につながるからです。

このため、セックス筋を刺激すること以上に、パートナーへの愛情や思いやりを感じながら、**ゆっくりと時間をかけることが大事**です。イライラしたり、急いだりする気持ちで臨んでも射精はコントロールできません。射精が近くなると呼吸も早くなりますから、瞑想するように深呼吸してください。それでもはやる心身を抑えることができないなら、**数秒間息を止めるのもいい**かもしれません。

女性においては、セックス筋によって、クリトリス、膣、大・小陰唇などのすべての女性器の血行がよくなり、快感が高まります。クリトリスや膣が刺激されて「ぬれる」のも、オーガズムを感じるのも、すべてこのセックス筋の持続的な筋肉作用に連動して起こっています。

ただし、女性のセックス筋は、出産時の産道確保の前後で、優れた収縮性を兼ね備え、骨盤内の臓器をハンモックのように一手に支える役割も担う必要があります。

男性より体幹や下半身の筋肉量が少ないこともあり、セックス筋の筋力は、残念ながら**出産や加齢の影響を受けやすい**のです。

セックス筋が尿道や直腸の排泄機能にもかかわっていることで、日常生活に影響が出ることがあります。すでに拙著『老いない美人』（西村書店、２０１６年）の中でも述べていますが、女性に多い頻尿（トイレが近いこと）、尿漏れ、便秘なども、男性より少ない筋肉量とこのダメージを受けやすい**セックス筋が関係**しています。特に女性に、セックス筋を鍛えるためのスクワットなどを積極的に推奨する理由です。

しかし、**セックスすればするほど、間違いなくセックス筋が鍛えられ、頻尿、尿漏れ、便秘なども予防できます。**

セックス筋体操

スクワットは、セックス筋だけでなく、体幹（お腹や背中まわり）の筋肉から、お尻、太もも、ふくらはぎなどの**下半身の主要な筋肉を一度に鍛えることができる筋肉トレーニング**、つまり筋トレです。これだけの筋肉を一度に鍛えられる運動がスクワット以外にないことから、「キング・オブ・エクササイズ（エクササイズの王様）」と呼ばれるほどの優れモノなのです。

筋肉を鍛えるとは、筋肉量そのものを増やして、筋肉の機能であるスピード、パワー、持久力をアップさせることです。そのうえ筋トレ中の持続的な筋肉の動きによって男性の筋肉からは主に**テストステロン**が、女性の筋肉からは主に**エストロゲン**がそれぞれ分泌され、同時に副腎からは、テストステロンとエストロゲンの仲間でもあるＤＨＥＡが分泌されます。**筋トレには、男女それぞれの性欲を高め、「男らしさ」や「女らしさ」を促す作用そのものがある**のです。

さらにスクワットの対象となる**太ももの筋肉は、身体にあるどの筋肉よりもエネルギーを消費できる筋肉**です。全身の筋肉消費エネルギーの約70％に相当しています。このため、スクワットを続けることにより筋肉量が増え、なにもしないときでも毎日の生命活動に必要なエネルギー消費量（これを基礎代謝量と呼びます）が増加します。

エネルギーは、お腹の中に脂肪（内臓脂肪と呼びます）として貯蔵されはじめ、逆にエネルギー消費が活発になると内臓脂肪から燃焼が始まり、減っていきます。ちなみに内臓脂肪と皮下脂肪を合わせて体脂肪と呼びます。**内臓脂肪の蓄積こそが動脈硬化や体重増加などの生活習慣病の諸悪の根源**なのです。

セックス筋は、膀胱、尿道、直腸も骨盤底から支えていますから、男性では特に前立腺肥大症に対して、女性では頻尿、尿漏れ、便秘などの症状や膀胱炎に対して**予防や改善作用**があります。**セックス機能の向上だけではない**のです。

スクワットでは、まず両足を肩幅に開き、背筋を伸ばして立ちます。両手は胸の前で交差させてください。

まっすぐ前をみながら、腰を後ろに引いて4秒ほどかけてゆっくり下ろします。このとき背筋はまっすぐにしたままで、丸めてはいけません。膝がつま先より前に出ないように、また直角以上に曲げないようにします。

そして、また4秒ほどかけてゆっくり立ち上がると1回のスクワット動作の完了です。この動作5回を1セットにして、1日3セットを目安に行ってください。たとえ短時間でも、毎日続けることが何よりも大切です。

スクワットを長続きさせる方法として「**ながらスクワット**」もおススメです。職場で仕事のことを考えながら、仕事の合間や気分転換などに、また、自宅でTVをみながらのスクワットなんていうのもいいと思います（**図25参照**）。

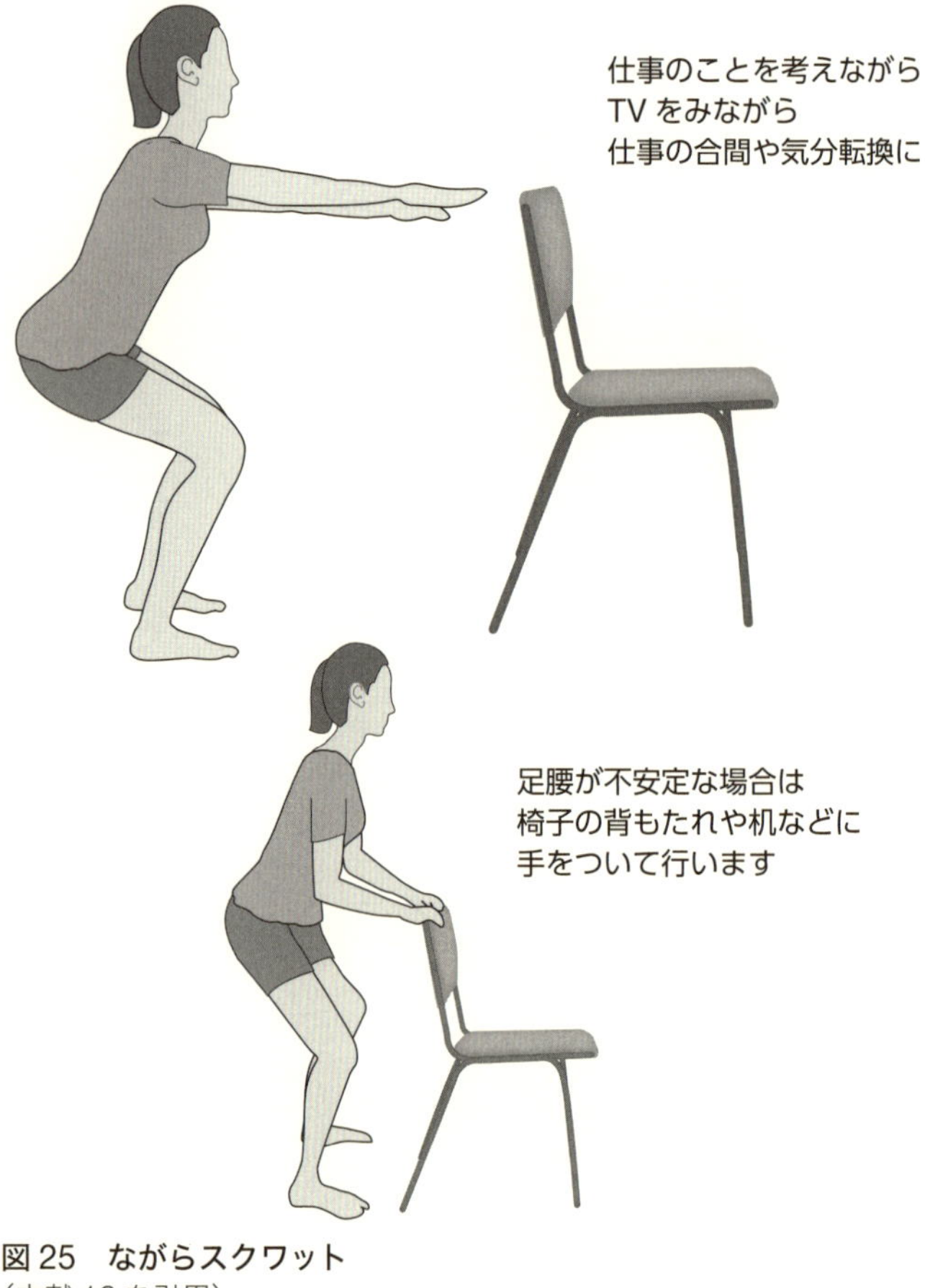
仕事のことを考えながら
TV をみながら
仕事の合間や気分転換に
足腰が不安定な場合は
椅子の背もたれや机などに
手をついて行います

図 25　ながらスクワット
（文献 16 を引用）

すでにセックス行為中のセックス筋刺激の有効性を強調しました。お腹の力を抜いて、肛門を締めるだけで、**勃起力を高めたり、愛液を増やし膣を締めたりできる**からです。毎日のスクワットに加えて、前述したこの肛門を締めるセックス筋のみの機能アップ運動を、ぜひ体得してください。

●**仰向けになって行う場合**は、足を肩幅に開いて、膝を立て、お腹に両手をあてて力が入っていないことを確認します。5秒間だけ肛門を締めて停止し、5秒かけてゆるめる動作を10回続けて行います。これを1セットとして毎日3回実施します。

●**椅子に座って行う場合**は、背筋を伸ばして椅子に腰かけ、足を肩幅に開きます。**立ったままの場合**は、背筋を伸ばして足を肩幅に開いて直立し、手を机や壁につきます。それぞれ仰向けの場合と同様に、お腹に力を入れないで、5秒間の肛門締めつけと5秒かけてゆるめる動作を10回続けます。これを毎日3回実施します。

コラム　古代インドの性愛経典

古代インドの性愛経典『カーマ・スートラ』（4世紀から5世紀にかけて成立）は、現存する最古の文献として脈々と受け継がれ、世界遺産であるカンダーリヤ・マハーデーヴァ寺院（11世紀半ばに建立）の外壁には、多くのミトゥナ（男女のセックス体位）像が彫刻されています。

それは、ヒンドゥー教最高位の聖職者によって編纂された本書のカーマ（性愛）が、ダルマ（宗教的規則の習得）、アルタ（富や資産の獲得）とともに古来インドにおける人生の三大目的であったからです。ダルマとアルタを備えた者が、節度ある理想的なカーマに身を委《ゆだ》ねることができるとされています。

『カーマ・スートラ』は7篇全35章からなり、特に第2篇は、キス、前戯、88手の体位リスト、オーラルセックス、ペニスの動かし方など、10章にわたって赤裸々にセックス行為に関して説明していることで有名です。その他、求婚と結婚、妻の適切な行為、女性を誘惑する方法、自分を磨き上げる64の芸（特に音楽、ダンス、演劇に秀でるなど）などについて分析的に記載されています。

本書は、当時のインド社会や人々の生活を知るうえでも重要な歴史資料なのであって、決して、単に体位への興味や情欲をそそることを目的としたものではありません。ある意味類似した特徴を持つ江戸時代の春画を含む性愛文化が、西洋的倫理観が浸透した明治以降、「ワイセツ」なものとして、公には継承されずに断絶している日本の現状とは相当に違っているようです。

性欲を増進する適度な運動

一般にスポーツというと、ウォーキング、ランニング、水泳やテニス、野球、ゴルフなどのいわゆる「有酸素運動（エアロビクス）」を意味しています。有酸素運動とは、持続的に筋肉を動かして、酸素を燃料として体脂肪を燃焼させる運動全般を指し示す言葉です。これに対して、スクワットなどの筋トレは、瞬間的な筋肉運動のため、糖質を燃料として酸素を必要としないことで「無酸素運動」と呼ばれています。

有酸素運動でも無酸素運動でも、ともに筋肉や骨を強くして、肥満予防やダイエットしやすい丈夫な身体をつくります。無酸素運動の筋トレが筋肉量を徐々に増やして基礎代謝量を上げるのに対して、**有酸素運動では、直接体脂肪を燃焼させるので、脂肪燃焼効果はより強力**です。

特に**体幹や下半身の筋肉の運動は、健康生活の改善や増進のためには不可欠**です。

筋肉が力強くリズミカルに伸び縮みすれば、ローラーのような作用で血管内の血液の流れや神経伝達などが活発になります。全身への栄養物の配送も処理すべき老廃物や有害物質の回収もスムーズになり、免疫機能も向上します。

その結果、お腹のなかの腸内環境が整い、動脈硬化の進展を押しとどめてくれますから、身近な便秘、冷え性、足のむくみなどの症状の改善やダイエット効果などから、肥満、高血圧、糖尿病から心筋梗塞、脳卒中などの**生活習慣病の予防・改善**までやってくれます。

さらに自律神経の働きがよくなります。交感神経と副交感神経の切り替えがスムーズに機能するようになりますから、寝つきがよくなり、**疲労回復効果**を高めます。何よりもストレスを解消してくれるのです。

最も重要なこと、それはこれまでの繰り返しになりますが、**筋肉運動で男女それぞれの**

性ホルモン濃度が高まることです。
女性の場合、筋肉からのエストロゲンに加えて、低濃度のテストステロンや、副腎からのDHEAの一部が変換されて、微量ながらテストステロンも分泌されます。男性も、テストステロンやDHEAの一部が変換されて少量ながらエストロゲンも産生されます。衰えかけていた男性脳や女性脳の性欲を改善することに加えて、それぞれの異性ホルモンの優れた作用も促してくれるのです。

ただ、強い運動をすればするほど、性ホルモンを高め、健康によいかというと、残念ながら、そうではありません。**過度な運動は、心身の害悪**にもなりうるからです。

激しい運動を続けると、血液が筋肉周辺に集中しすぎて、その他の身体の重要な臓器に流れにくくなってしまいます。全身の血液に含まれる酸素量、栄養物、老廃物、有害物質などに停滞などの不都合な分布状況が生じるのですから身体にとっていいわけがありません。強いストレスとなって、キツい苦しさと全身の倦怠感を味わうことになります。

同時に**筋肉の疲労が蓄積**して、回復も遅らせてしまいます。高かったテストステロンやエストロゲンの分泌も、逆に次第に低下することになります。生じた心身のストレスそのものでも性ホルモンの分泌バランスが乱れ、結局、テストステロンもエストロゲンもレベルダウンしてしまいます。

過度な運動とは、簡単には「強いキツさを自覚する」運動ということになりますが、これでは、その人のこれまでの運動経験や運動時の心身の状況を反映してキツさの程度（運動強度）を客観的に判断することは困難です。

そこでもう少し**科学的に適度な運動強度の求め方**をお教えします。

それは安静時心拍数と最大心拍数を用いて、運動強度を最大心拍数のどの程度まで上げるかによって決めるものです（**図26**参照）。

心拍数は、自分の親指側の手首の血管に他方の手指をあてて数えた1分間の心臓の拍動数（脈拍数とも呼びます）です。簡単に10秒間測定して6倍する方法で十分です。

安静時心拍数とは、起床直後の心拍数で、男性で60〜70程度、女性で65〜75程度です。実際に測定して自分の心拍数を確認してください。

最大心拍数とは、限界となる心臓拍動数で、加齢に伴い低下します。一般に成人では「220−自分の年齢」程度と推定できます。

目標心拍数＝［（220 −年齢）−安静時心拍数］×運動強度（％）＋安静時心拍数

運動強度（％）		
	40	運動習慣がまったくない人、低体力の人、高齢者など
	50〜60	運動経験の乏しい人、肥満者など
	60〜70	運動に慣れている人
	70〜80	十分に運動経験を積んだ人

図 26　目標心拍数の計算式
運動経験などの程度に応じて、運動強度を決め、目標心拍数になる程度までの運動を行います。たとえば、年齢 40 歳、安静時心拍数が 60 で、運動強度を 60％に設定すると、目標心拍数＝［（220 − 40）− 60］× 0.6 ＋ 60 ＝ 132 となります

この最大心拍数に運動経験などの程度に応じて決めた運動強度を考慮して、**目標とする心拍数を決定**します。たとえば、運動経験の乏しい人の場合、まずは最大心拍数の60％を目標にします。仮に年齢40歳、安静時心拍数を60とし、計算式に仮の条件をあてはめると、目標心拍数は１３２となります。

わかりやすいようにランニングで想定すると、ランニング中に心拍数が１３２を下回るようならもっとスピードを上げて目標心拍数に近づけます。運動中の心拍数を測定できる腕時計もありますし、慣れれば走りながら自分の手首の心拍数を測れるようになれます。その強度を**15分間も維持できればイの一番に性ホルモンの分泌が高まり、続いて体脂肪の燃焼が開始されます**。

ちょっと混乱させるようでお許しいただきたいのですが、実は、目標心拍数を下回っている運動でもその有効性

を否定するものではありません。心拍数を目標にして運動強度を上げることは、過度な運動を防止して、短時間で効果があらわれる大変効率のよい方法ですが、少しだけ心拍数が上がるだけの軽い運動は、その分少しだけ時間をかけてやりさえすればよいからです。

たとえば、「ほんの少しの早足（時速６〜７㎞）」運動を、30分ほどかけてゆっくりやっても、性ホルモン分泌も脂肪燃焼も同じように認められます。


皆様、さしあたってスポーツに取り組んでおられないのなら、ぜひ、身近に簡単に始められる**ほんの少しの早足**をおススメします。**１日30分を分割しても結構**です。駅やデパートなどでは、エスカレータやエレベータの代わりに階段を使いましょう。移動で使う電車やバスでも、目的地の１つ手前の駅やバス停で降りることにしてはいかがでしょうか。

そして、たまの週末は、ぜひ、カップルで木立ちの多い公園や近場の森に出かけて、うっすらと汗をかく程度の運動をしてください。こずえの気持ちよい揺らぎ音と木々の香りそのものが、さらにストレスをやわらげ、甘美な誘惑を助長してくれるはずです。リフレッシュしたカップルの心身をよりいっそうの幸福感に満たしてくれるのは間違いありません。

カップルで笑い、カラオケで歌えば高まる性欲

筋肉をリズミカルに動かすのは、なにもスクワットや早足などを含めた運動だけではありません。**声を出して笑うことやカラオケで歌うこと**でも効果があり、「男らしさ」や「女らしさ」を高めてくれます。

笑うと顔の表情筋が頻繁に動き、横隔膜が短時間のうちに激しく上下するので、腹筋を使います。最近は、近隣に常設の寄席《よせ》や演芸場がなくても、公民館やショッピングセンターなどのイベント会場や飲食店などで不定期に開催される落語会やお笑いイベントが増えてきています。情報をしっかりチェックして、カップルで参加してはどうでしょうか。

そのイベントがまだまだ先の予定なら、カラオケを楽しむことをおススメします。**カラオケで歌を歌うことは笑いと同等以上の効果を示す身体活動**です。カラオケにまったく行ったことのない人や、「長い間ご無沙汰」している人でも、好きな歌の1つや2つは必ずあるものです。カラオケボックスへパートナーを誘い出して、ぜひともデュエット曲などにも挑戦してみてください。

カラオケの最大の利点は腹式呼吸です。声量豊かに歌うには、お腹を膨らませて息を吸い、お腹をへこませて息を吐く腹式呼吸でなければなりません。横隔膜をしっかり上下させてはじめて、大きな声が出せるからです。男性は一般に腹式呼吸をしていますが、女性は、妊娠時に腹式呼吸ができず、胸式呼吸をするしかないために、どうしても普段から胸式呼吸をする人が多いのです。

横隔膜を使う腹式呼吸をすれば、腹筋や呼吸筋などの体幹の筋肉が鍛えられます。深い呼吸によって横隔膜の運動が普段の２〜３倍に高まり、約１・５倍も酸素を多く体内に取り込めます。しかも口の開け閉めを表情筋の動きを伴いながらリズミカルに行うのです。

笑いも歌も、筋肉の動きに応じて性ホルモンの分泌が高まります。男性には主にテストステロンが、女性には主にエストロゲンが産生されます。筋肉にそって走る血管がリズミカルに動き、酸素を運ぶ血液量が増加して、**顔や脳内への血行も改善**します。自律神経のアンバランスを是正してストレスをやわらげ、**免疫機能も向上**します。

実際、声を出して笑ったり、腹の中から声を出して歌ったりすれば、誰もが気分爽快になり、嫌なことなんかすっかり忘れてしまいます。しかも、**男女の性欲をつかさどる性ホ**

ルモンの分泌も高まるのです。セックスレスに悩むカップルなら、こんな優れた効果をもたらす事実を見逃してはいけません。

男性同士でつるんでスポーツ

テストステロンには、そもそも**縄張り意識を促す作用**があります。

縄張り意識とは、個人や仲間の生活の場を精神的、物理的に他者を排除して守ろうとする意識のことです。男性に特徴的なこの性質は、いろいろとやっかいな社会現象を引き起こすことにもなりますが、ここではこの性質から、特に職場の上下関係や利害関係を超えた男性同士が、**好んでつるむ傾向**があることを指摘しておきたいと思います。

そんな男性の嗜好の中でも、ゴルフ、野球、サッカーやフットサルなど、しばしばつるんで楽しむスポーツは、他者と競争をする側面があることから格段にこの縄張り意識が高まり、団結力が強まります。そしてそのスポーツの実践過程で、よりいっそうテストステロン産生が引き出されるのです。

もちろん、職場の担当メンバーや地域のグループなどで取り組む実務的な活動にも縄張り意識を促して、テストステロンを活性化する作用があります。それどころか、実質的な成果をなにも生み出さなくたって、ただつるんでおしゃべりをして時間をともに過ごすだけでも性ホルモン活性が高まるのです。しかし、直接筋肉を動かすことでテストステロン分泌を加速させる仲間とのスポーツ活動には到底かなうはずもありません。

ちなみに「つるむ」という言葉は、古くは江戸時代、盗人など犯罪者の隠語として共犯関係を結ぶという意味で使われていました。１９７０年代に入ると、暴走族などの不良少年グループが徒党を組んで暴走行為などの悪さをすることを指すようになります。いわゆるツッパリ仲間に対する言葉としてしばらく使われ、どちらかというとよいイメージではありませんでした。その後次第に犯罪や悪さといった意味あいが薄れていきますが、男性同士がつるむ様子に関していえば、この言葉以外に適当な表現が見つかりません。

なぜなら、オトコたちが社会のしがらみから離れて心身ともに自由な付きあいができる状態とは、童心そのままに悪ガキになれるときだからです。幼なじみや学校時代の仲間といつまでもつるむ男性が多いのはこのためです。

ただし、男性の**パートナーにとっては理解できない迷惑なこと**が起こります。

それは、パートナーとの約束や家族と過ごす時間より、仲間との約束や彼らとの共有時間を最優先してしまうことです。たとえば、先にパートナーと決まった約束があったとしても、直前になって仲間との付きあいでパートナーとの予定をドタキャンしたり、たまの週末も家族より彼らと過ごそうとしたりするのです。

ここまでくると、やはり度が過ぎています。あなたが気兼ねなく自分の時間を自由に使えるのは、**パートナーの協力と家族の犠牲があればこそ**なのです。感謝の気持ちを態度と言葉でパートナーに伝えてください。そのうえでぜひ、パートナーや家族の気持ちを配慮して、悪ガキ仲間との付きあいを見直してください。たまには断り、たまには自分の都合に合わせて誘うことにしましょう。

コラム　日本男性の香水

もともと日本男性には欧米風の香水をつける生活習慣がありません。しかし香水は、強い臭いのワキガ対策のためでなく、体臭のほとんどない人にこそおススメです。最近ようやく、手のひらにとってある程度の皮膚面につける（スプレータイプもあります）オードトワレかオーデコロンに関心が高まっています。無臭微香嗜好の日本男性は、1～2滴つけるだけで香りの立つパルファムは敬遠しがちです。

つける際には、直射日光があたったり（肌のシミになることがあります）、汗をかいたり（汗と混じって香りが変化）するような場所は避けます。顔、首、脇の下、性器周囲などはＮＧです。香水は温度が高い方が揮発しやすいので、温かい血液が流れる血管の表面に近い場所がおススメ。耳の後ろ、肘の内側、腕の内側、手首、腹、腰、膝の裏、足首などです。また服表面では変色することもありますので、ハンカチやネクタイの裏なども有効です。

男性は、一般にさわやかなシトラスや格調高いシプレーと呼ばれる種類の香水が好きです。ＴＰＯに合わせて、華やかなフローラルやセクシーなオリエンタルなどの香水に挑戦してみてはどうでしょうか。

分類	付け方	持続時間	香料濃度	価格
パルファム	点で付ける ※1～2滴を落とす	5～12時間	↑	↑
オードパルファム	線で付ける ※スプレータイプが多い	5～12時間		
オードトワレ		2～5時間		
オーデコロン	面で付ける	1～2時間		

香水分類

セックスライフ充実のための食品のことなど

亜鉛とアルギニンでテストステロン活性化

身体にエネルギーを供給できるのは三大栄養素である糖質（これにカロリーのない食物繊維を合わせたものが炭水化物です）、脂質、タンパク質だけです。さらにミネラルとビタミンを加えて五大栄養素と呼びます。ミネラルとビタミン（A，B、C、Eなど）は、エネルギーの体内での取り込み、分解、排泄をコントロールし、自律神経バランス、免疫機能やホルモン作用など、身体の体調の維持や増進に深くかかわっています。

食品には、体調の中でも性機能を劇的に改善させるミネラルの**亜鉛**と、タンパク質を構成しているアミノ酸の**アルギニン**が含まれています。人の身体に不可欠のミネラルは、13種類あり（亜鉛以外に、カリウム、カルシウム、鉄、ナトリウム、マグネシウムなどがあります）、いずれのミネラルも体内でつくり出すことができないために、食品として体外から取り込むしかありません。

亜鉛には、心身のストレスをやわらげ、身体の生キズを早々に治癒させるパワーがあります。**ストレスが続くと亜鉛がどんどん消費され、体内残量が不足する**からやっかいなのです。

そして男性ではテストステロンの活性化と勃起機能にかかわり、前立腺や精子の生成に不可欠です。女性では、エストロゲンの活性化や月経周期の維持に最も重要なミネラルとなります。**男女ともにセックスミネラルと特別に呼称されるほどセックス機能になくてはならない役割を担っている**のです。

亜鉛が不足すると味覚・嗅覚や食欲が低下します。特に男性ではＥＤや前立腺障害、精子数が減少し、女性では排卵障害を認めます。だからといってサプリメントなどで亜鉛を大量に服用すると吐き気、頭痛、発熱などが出現したり、心身のストレスが逆に増大し免疫機能などが悪化したりします。**サプリメントの大量摂取は絶対してはいけません。**

亜鉛を多く含む食品には、昔から精のつく食品として、実際の効果が伝承されているウナギ、カキ、ヤマイモ、レバーが一番にあげられます（図27参照）。それ以外にもスルメ、ホヤ、かつお節、海苔などの魚介・海草類（海の幸）、鶏肉、牛肉、豚肉などの肉類、干

<table>
<tr><th rowspan="2">特徴</th><th rowspan="2">食品分類</th><th colspan="2">含有率の高い食品</th><th rowspan="2">特徴</th></tr>
<tr><th>亜鉛の多い食品</th><th>アルギニンの多い食品</th></tr>
<tr><td rowspan="10">亜鉛
●セックスミネラル
●心身のストレス改善
●性機能改善</td><td>魚介・海草類</td><td>ウナギ、カキ、カニ、エビ、シャコ、スルメ、ホヤ、かつお節、海苔など</td><td>マグロ、エビ、シャコ、カニ、サザエ、アワビ、かつお節など</td><td rowspan="10">アルギニン
●一酸化窒素の原料
●血行改善
●性機能改善</td></tr>
<tr><td>肉・卵類</td><td>鶏肉、豚肉、牛肉、レバー、卵など</td><td>鶏肉、豚肉、牛肉、レバー、卵など</td></tr>
<tr><td>野菜・きのこ類</td><td>干しシイタケ、切り干し大根、タケノコ、グリーンピースなど</td><td>ニンニク、干しシイタケなど</td></tr>
<tr><td>木の実</td><td>ゴマ、アーモンド、ピーナッツなど</td><td>ゴマ、アーモンド、ピーナッツ、クルミなど</td></tr>
<tr><td>豆類</td><td>きな粉、油揚げ、湯葉、納豆、大豆など</td><td>高野豆腐、味噌、油揚げ、湯葉、納豆、大豆など</td></tr>
<tr><td>果物</td><td>アボカドなど</td><td>アボカドなど</td></tr>
<tr><td>穀類</td><td>玄米、胚芽米、全粒粉パンなど</td><td>玄米、ソバなど</td></tr>
<tr><td>イモ類</td><td>ヤマイモなど</td><td>ヤマイモなど</td></tr>
<tr><td>乳製品</td><td>チーズ、ヨーグルトなど</td><td>チーズなど</td></tr>
<tr><td>その他</td><td>抹茶、ココア、カレー粉など</td><td>チョコレート、ココアなど</td></tr>
</table>

図27　ミネラルの亜鉛とアミノ酸のアルギニンを多く含む食品

亜鉛は主に心身のストレス改善を介して、アルギニンは一酸化窒素生成や血行改善を促して、それぞれ性機能を増進させます。両者の含有率の高い食品は共通しているものが多いのです

しシイタケ、切り干し大根、タケノコなどの野菜・きのこ類、ゴマ、アーモンド、ピーナッツなどの木の実、きな粉、油揚げ、湯葉、納豆などの豆類（大豆製品）、その他、アボカド、玄米、全粒粉パン、ヤマイモ、チーズ、抹茶などにも多く含まれています。

一方のアミノ酸とはタンパク質を構成する最小単位で、全部で20種類存在します。このうちの９種類は体内で合成できない必須アミノ酸で、残り11種類は体内でつくり出すことが可能なために、非必須アミノ酸と呼ばれています。

アルギニンは後者の非必須アミノ酸に属するものですが、残念ながら**容易に不足しやすいアミノ酸**でもあります。このため、意識してアルギニンを多く含む食品を摂取する必要があるのです。もちろん、サプリメントなどから取りすぎると、胃のムカつき、腹痛、下痢などの毒性があらわれます。亜鉛同様にサプリメントの大量摂取は絶対してはいけません。

特筆すべきはアルギニンが一酸化窒素の原料であることです。

一酸化窒素は、血管拡張物質として血行を増進して、勃起機能を促し、動脈硬化を予防・改善します。同時に神経伝達物質でもありますから、不足するとＥＤやうつ病を引き起こします。

アルギニン含有率の高い食品（図27参照）には、マグロ、エビ、かつお節などの海の幸、鶏肉などの肉類、ニンニク、干しシイタケなどの野菜・きのこ類、ゴマ、アーモンド、ピーナッツなどの木の実、高野豆腐、味噌、納豆などの大豆製品、その他、アボカド、玄米、ヤマイモ、チーズ、チョコレートなどがあり、前述した亜鉛含有率の高い食品と共通するものが実に多いのです。

食品の重量あたりの**亜鉛とアルギニンの含有量が多く、実際の食事で一度にとれる量が多い食品の代表格は、海の幸と肉類**です。しかも、亜鉛もアルギニンも体内への吸収率がとても悪いために、亜鉛では体内への吸収を促すタンパク質を同時に摂取する必要があり、アルギニンではビタミンBの助けが不可欠です。その点からも海の幸や肉類は動物性タンパク質やビタミン類がとても豊富に含まれていますから、体内への取り組みに大変優れています。

ただし、一般にスルメなど海の幸では塩や醤油の調味料の加減によっては**塩分の取りすぎが問題**になります。肉類では、カロリーの高い脂質など**他の栄養成分の取りすぎに注意**

する必要があります。

主食となる玄米は、ミネラル、ビタミン、そしてアミノ酸を豊富に含みますが、玄米だけで１日の必要量をまかなうほど多量摂取することは実際にはできません。カロリーや栄養バランスを考慮すべきだからです。同じことが干しシイタケ、アボカド、ヤマイモ、チーズ、ゴマやアーモンドなどの木の実、大豆製品の味噌や納豆などにもいえます。

結局、五大栄養素をバランスよく日々摂取する、これが性機能の増進と充実した毎日の食生活の鉄則なのです。

抗酸化物質食品で性機能改善

心身のストレスは、主に活性酸素と呼ばれる物質によって生み出されます。身体を構成するすべての細胞内の工場が酸素を燃料として活動するために、いわば**使用済み燃料が活性酸素**なのです。ストレスがあれば、細胞内工場はフル稼働して活性酸素をはき出します。適度のストレスによって生まれる活性酸素はよいこともします。たとえば体外から侵入したバイキンを弱らせて死滅させますし、キズついたり寿命になったりした細胞を除去して新たな細胞に生まれ変わらせるからです。

しかし、心身のストレスが度重なって多量の活性酸素があふれ出すと、身体にとって不都合なことが起こります。日常生活にあらわれるのが、不眠、便秘、食欲低下や肥満などの健康障害と老化の加速であり、さらにホルモン分泌バランスが乱れて引き起こされるテストステロンやエストロゲンのレベルダウンなのです。そして脂質代謝異常、高血圧、糖尿病、EDや男性更年期障害・うつ病・前立腺肥大症、がんなどの病気へと進展してしまいます。

こうした心身のストレスに直結した**活性酸素を除去できるのが抗酸化物質**です。前項で述べた亜鉛は、体内で活性酸素の排除に特異的に作用する酵素の原料となりますから、正真正銘の抗酸化物質の仲間です。亜鉛以外に、最もよく知られているポリフェノールをはじめ、カロテノイドやビタミンA・C・Eの抗酸化物質があります。

ポリフェノール類にはイソフラボンの味噌、豆腐、納豆などの大豆製品、リグナンのゴマなど、カテキンの緑茶（煎茶や抹茶など）やリンゴなど、その他には、赤ワインなどの食品が分類されています。

さらにカロテノイド類には、ベータカロテンの緑黄色野菜（ニンジンやカボチャなど）

や海苔、リコピンのトマトなど、その他としてサケ、エビなどがあります。

ビタミン類の中でも抗酸化物質として優れているのがビタミンＡ（ニンジンや小松菜などの緑黄色野菜、ウナギ、レバーなど）、ビタミンＣ（ブロッコリーやホウレン草などの緑黄色野菜、キャベツやカリフラワーなどの淡色野菜、柑橘類など）、そしてビタミンＥ（玄米、植物油、タラコ、アボカド、アーモンドなど）なのです。

これらの食品を前項の**図27**で示した食品分類と同様に列記すると、**図28**のようになります。

ここでも亜鉛やアルギニンの含有率の高い食品と共通するものが多く含まれていることがわかります。ただ、肉類よりも野菜や果物の対象食品が格段に増えて、本来の和食に使われる食品がたくさん推奨候補にあがってきます。

ちょっと趣が異なっているといえば、和食のテーブルではあまり並ばない**赤ワイン**や**オリーブオイル**などの食品があります。毎日の食生活ではアクセントとして大いに変化をもたらしてくれるはずですから、ぜひ摂取してください。

カロリーや塩分の取りすぎそのものがストレスになることを認識してください。塩気の

<table>
<tr><th>抗酸化物質の種類別食品</th><th>食品分類</th><th>抗酸化物質を多く含む食品</th></tr>
<tr><td rowspan="10">●ポリフェノール類
・イソフラボン：大豆製品(味噌、豆腐、納豆など)
・リグナン：ゴマなど
・カテキン：緑茶(煎茶、抹茶など)、リンゴなど
・その他：赤ワイン、ブドウ、ソバ、コーヒー、ココア、干しシイタケなど
●カロテノイド類
・ベータカロテン：緑黄色野菜(ニンジン、カボチャなど)、海苔など
・リコピン：トマト、柿など
・その他：サケ、エビ、トウモロコシ、ミカンなど
●ビタミン類
・ビタミンA：緑黄色野菜(ニンジン、小松菜など)、ウナギ、レバーなど
・ビタミンC：緑黄色野菜(ブロッコリー、ホウレン草など)、淡色野菜(キャベツ、カリフラワーなど)、柑橘類(グレープフルーツ、レモンなど)など
・ビタミンE：玄米、植物油(大豆油、オリーブオイルなど)、タラコ、アボカド、アーモンド、大豆など</td><td>魚介・海草類</td><td>サケ、エビ、ウナギ、タラコ、イクラ、海苔、ワカメなど</td></tr>
<tr><td>肉・卵類</td><td>レバー、卵など</td></tr>
<tr><td>野菜・きのこ類</td><td>緑黄色野菜(ニンジン、カボチャ、小松菜、ブロッコリー、ホウレン草、パセリなど)、淡色野菜(キャベツ、カリフラワー、レンコンなど)、トマト、ニンニク、干しシイタケ、マッシュルームなど</td></tr>
<tr><td>果物</td><td>リンゴ、ブドウ、柿、ミカン、イチゴ、バナナ、ブルーベリー、柑橘類(グレープフルーツ、レモンなど)、アボカドなど</td></tr>
<tr><td>穀類</td><td>玄米、発芽米、ライ麦パン、全粒粉パン、ソバなど</td></tr>
<tr><td>木の実</td><td>ゴマ、アーモンド、ピーナッツなど</td></tr>
<tr><td>豆類</td><td>味噌、豆腐、納豆、豆乳、大豆など</td></tr>
<tr><td>イモ類</td><td>サツマイモなど</td></tr>
<tr><td>乳製品</td><td>チーズ、ヨーグルトなど</td></tr>
<tr><td>その他</td><td>赤ワイン、緑茶(煎茶、ほうじ茶、抹茶など)、コーヒー、ココア、植物油(大豆油、オリーブオイル、ゴマ油など)など</td></tr>
</table>

図 28　抗酸化物質を多く含む食品
図 27 で示した亜鉛やアルギニンの含有率の高い食品と共通するものが多く含まれています

あなたの肥満度（BMI）＝
（あなたの体重〈kg〉）÷（あなたの身長〈m〉）÷（あなたの身長〈m〉）

18.5 未満	やせ	
18.5〜25 未満	普通体重（22が理想体重）	あなたの標準体重〈kg〉＝22×（あなたの身長〈m〉）×（あなたの身長〈m〉）
25 以上	肥満	

図 29　肥満度（BMI）と標準体重の計算式
たとえば、体重 78.9kg、身長 1.72m なら、ＢＭＩ＝78.9 ÷ 1.72 ÷ 1.72 ＝ 26.7（≧ 25）。標準体重＝ 22 × 1.72 × 1.72 ＝ 65.1kgとなり、現在、13.8kgオーバーの肥満となります

多い料理は、動脈硬化や高血圧などのリスクである前に、食欲をそそられてついつい食べすぎる元凶となります。特に現在体重オーバーの状態であるなら、なおさらです。特に肥満はテストステロン分泌を下げてしまうからです。

肥満度（ＢＭＩ）を図29の計算式で求め、25以上なら運動や摂取カロリーも含めた生活習慣の改善が必要です。

抗酸化物質を豊富に含む食品を摂取することはテストステロン作用を増強して、結果としてテストステロンの分泌促進効果があります。

性機能の改善作用のある亜鉛やアルギニンを多く含む海の幸や肉類に加えて、１日３食の食事の中で、ぜひこうした抗酸化物質含有食品を選んでください。重ねて、

全体として、低カロリー・低脂質のおかずを心がけなくてはいけません。特に誘惑の多い外食では配慮が必要です。品数の多い和定食を中心に、**低カロリー・低脂質で高タンパク質の料理**を選択します。

少なくとも自宅では、主食となるご飯を玄米にしたいものですが、私個人の好みとしては、**雑穀米がおススメ**です。白米に少量の雑穀米を混ぜてこれまでどおりに炊飯するだけで、玄米に近い栄養素が得られるからです。玄米ほど炊飯の面倒がなく、できあがりにも玄米特有の固さがありません。

なお、近年、ダイエット目的でご飯などの主食をとらない人が増えています。しかし、ご飯の糖質は、筋肉の運動には大切なエネルギー源となるだけでなく、筋肉合成の原料となるタンパク質を利用するときには糖質の存在が不可欠なのです。食べすぎはもちろんですが、過度な糖質制限もおやめください。

亜鉛、アルギニン、抗酸化物質それぞれを多く含む食品の中から、食べやすさなどを考慮して、**性機能を改善する推奨食品**を提示したいと思います。

図30は、伝統的な和食の食品にアーモンド、赤ワイン、アボカド、オリーブオイルなど

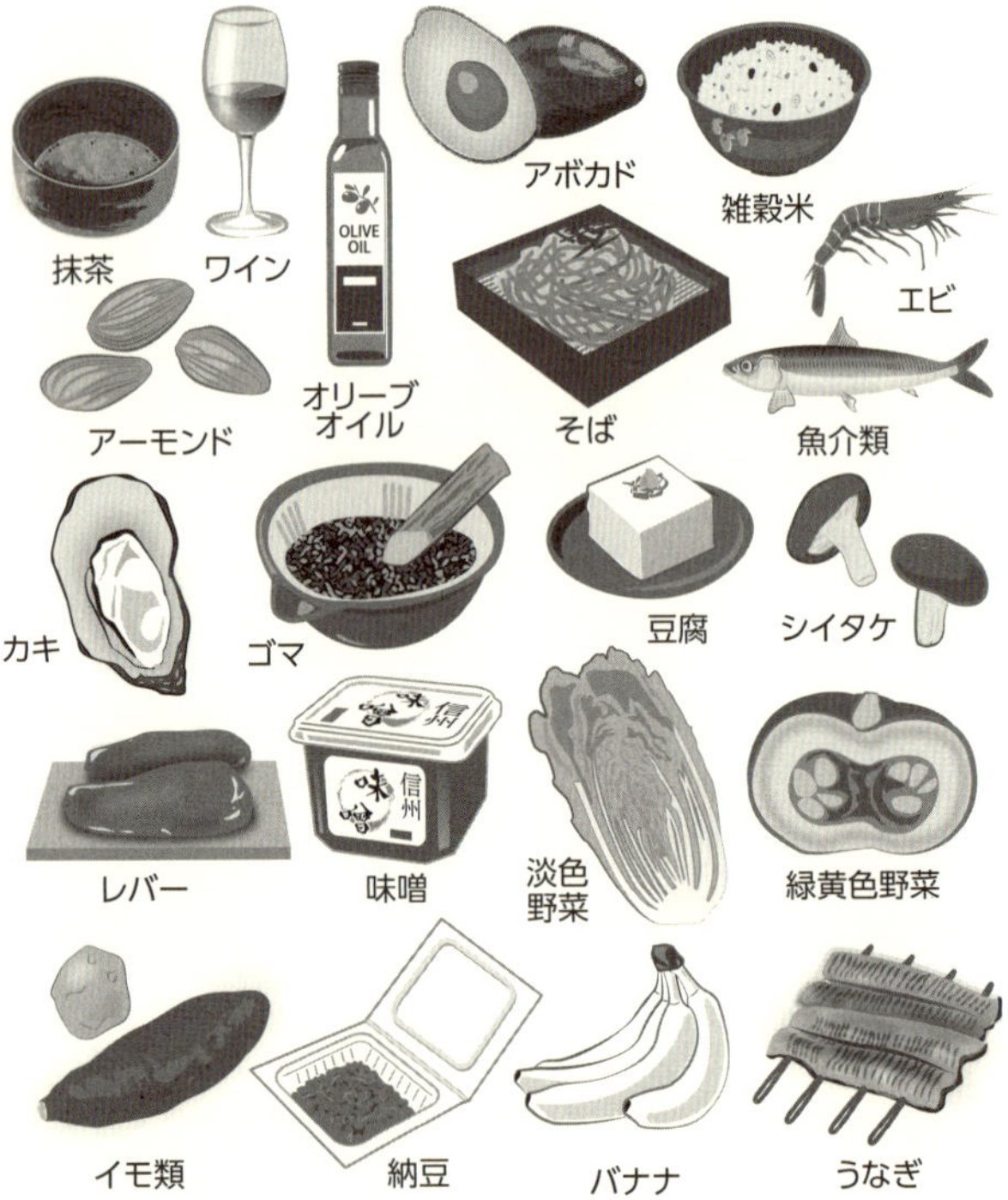

図 30　性機能を改善する 21 種類の推奨食品
とっていそうで実際にはあまりとっていない食品を食べやすさなどを基準に選んでいます。野菜は淡色野菜と緑黄色野菜を意識して摂取してください

を加えたリストです。肉類は好んで食べている人が多いと思いますので、レバー以外の肉類を除いて、とっていそうで実際にはあまりとっていない食品を21種類選びました。野菜は、淡色野菜と緑黄色野菜（**図28**参照）を意識して摂取する必要があります。

栄養バランスのよい毎日の食事内容に、こうした推奨食品を忘れずに加えてください。

カップルで赤ワイン

節度ある**適度な飲酒**は「百薬の長」であり、紛れもない「媚薬」そのものです。

なぜなら、適度な飲酒は交感神経を鎮め、ストレスをやわらげます。善玉コレステロールを増やし、血液の流れをスムーズにして、動脈硬化を抑制するなどの優れた医学的効果があります。

男性ではより多くのテストステロンが分泌され、性欲が高まります。本来テストステロン濃度の低い女性でも少量ながら分泌量が上がり、ムードのある場所や雰囲気が加わればエストロゲン分泌も高まるので、すっかりお膳立てが整うからです。

ほろ酔い状態に近づくと日常的なこだわりが薄れ、リラックスして開放的になります。女性は顔に赤みがさすことで色っぽさが増し、積極的にパートナーと交わりたくなります。

男性はムラムラ感がより強くなります。

適度な飲酒量とは、ビールなら中瓶１本（５００mL）、日本酒やワインなら１合（１８０mL）、焼酎なら０・６合（１１０mL）、ウイスキー・ブランデーならダブル１杯（60mL）までなのです。

この中ではなんといっても赤ワインがイチ押しです。アルコールでありながら抗酸化物質として、性機能を改善するからです。ぜひ、カップルで赤ワインのボトルを１本、週に２〜３回はおしゃべりしながらゆっくりと飲みほしてください。ただしこの量は、お酒を比較的飲み慣れたカップルの場合です。個人差がありますので、ほろ酔い状態を超えて、気分が悪くなるほど飲むことだけは決してしないでください。

酩酊《めいてい》状態になると心拍数がいっそう増えてドキドキし、体温が上がって身体が熱くなります。落ち込んだり、上機嫌になったり、怒りっぽくなったりする人もいます。リラックス状態から自律神経のバランスが不調のストレス状態となり、せっかくの媚薬も単なる有害物質に成り下がります。過量のアルコールを分解するために体内の抗酸化物質を使い果たし、おかげで大量の活性酸素があふれ出てしまいます。テストステロンもエストロゲンも一気に低下し、性欲は減退します。神経の伝達が滞り、この状態が続けばＥＤとなります。

さらに、飲酒には利尿効果があるので、夜間に排尿のために目が覚めてしまいます。これは不眠の原因になり、寝ている間に回復するはずのテストステロンが犠牲になってしまいます。**良眠はテストステロン・アップに直結している**のです。当然ながら、夜更かしも厳禁です。

また、過度な飲酒が毎日続けば、食生活や仕事にも悪影響が出てきます。性欲低下やＥＤだけではすまなくなります。最終的にアルコール依存症として、容易に深酒をやめられない状態になります。それは肝障害からうつ病、認知症、がん、自殺などの心身の病気に進展する可能性だってあります。

少しでも「普段の飲酒量が多い」と思えば、本人も周囲も要注意です。一度、「アルコールの悪い飲み方度チェック」（図31参照）を試してください。たとえ、現在、健康診断などの採血検査で肝臓機能に異常がなく、職場や家庭でも日常生活を支障なく過ごせていたとしても、このチェックで、２項目以上あてはまるなら、あなたには**過量飲酒の疑い**があ

□	あなたは今までに、自分の酒量を減らさなければいけないと感じたことがありますか？
□	あなたは今までに、周囲の人に自分の飲酒について批判されて困ったことがありますか？
□	あなたは今までに、自分の飲酒についてよくないと感じたり、罪悪感を持ったりしたことがありますか？
□	あなたは今までに、朝酒や迎え酒を飲んだことがありますか？

図31　アルコールの悪い飲み方度チェック
たとえ採血検査で肝臓機能が正常で、日常生活を支障なく過ごせていたとしても、２項目以上あてはまるなら、飲酒量に問題があります（文献21を改変）

ります。アルコール問題に詳しい専門の精神科医などに相談し、禁酒、節酒を断行しましょう。

アルコール依存症の専門医などに関しては、地域の保健所、各都道府県などに設置されている精神保健福祉センターで相談してみるとよいでしょう。そこでは個別のアルコール問題に関して相談にのってくれますし、必要に応じて、それぞれの地域にある専門医のいるクリニックや病院などを紹介してくれます。

禁煙外来のススメ

喫煙は、日本の三大死因であるがん、心臓病（心筋梗塞など）、脳卒中の発症に最も密接に関係している悪しき生活習慣です。このような死に至る重い病気でなくても、もっと身近にいろいろな悪影響が出ます。

たとえば、タバコ成分と煙がストレスを引き起こして、**口臭や体臭・加齢臭・ワキガの原因**をつくり出します。喫煙者本人だけにとどまらず、そばにいるパートナーにとっても受動喫煙はよりいっそうの悪影響を与えることになります。他人のタバコの煙を吸い込む方が有害なのです。

男性では、動脈硬化に男性更年期障害・うつ病・前立腺肥大症などを引き起こし、EDへ追い込みます。精子の数や機能までもが損なわれるのですから、大変です。女性で顕著に現れるのが、シワなどが増える皮膚の老化と早期の閉経です。平均2年ほど閉経が早まります。いわば女性機能全般を低下させるのです。男性以上にうつ病に進展しやすく、認知症などの発症のリスクが高まります。**本当にロクなことがありません**。

なぜここまで健康障害をもたらすのでしょうか。

それは健康な人が喫煙、または受動喫煙するだけで、タバコに含まれる多種多様な**発がん性有害物質**と体内に発生する多量の**活性酸素**が誘因になるからです。

毎日の喫煙で発生する活性酸素だけでも、ED、高血圧、糖尿病、がんなどの広い意味での生活習慣病を引き起こすのに、そのうえ、タバコの煙にはニコチン、タール、一酸化炭素などの発がん性有害物質が含まれています。

多量の活性酸素を除去するために、体内の抗酸化物質はすでに枯渇しています。自律神経バランスや免疫機能を含めた身体の防御機構がすっかり弱体化しているのです。いくら多くの**抗酸化物質含有食品を摂取しても追いつかない状況**の中では、タバコの発がん性有害物質の攻撃を防ぎきれません。

喫煙が好ましくないことが広く知れわたるようになり、習慣的に喫煙している人の割合は年々下がっています。２０１１年の「国民健康・栄養調査」では男女平均20・1％（男性32・４％、女性９・７％）の喫煙率で、このうち35・４％の人が「タバコをやめたい」と回答しています。喫煙に対する依存心（ニコチン依存症）から抜け出せない人がまだ相当に多い現状です。タバコの値段が高くなり、喫煙できる場所が職場でも家庭でも減っています。「百害あって一利なし」のタバコを**やめるなら今**しかありません。

禁煙したいと思っているのになかなか実現できない人に対して、幸い２００６年から、健康保険で禁煙治療を受けられるようになりました。楽に、確実に、そして経済的に禁煙するためにも禁煙外来を受診することをおススメします。禁煙外来のある全国のクリニックや病院は日本禁煙学会のホームページでチェックできます。

ただし、保険診療で禁煙外来を受診するためには、次の４つの条件をクリアする必要があります。

●現在タバコを吸っていて、ただちに禁煙しようと考えている
●「ニコチン依存症の診断テスト」（図32参照）の結果が5点以上である
●禁煙外来で禁煙治療の同意書に署名する
●1日平均喫煙本数×喫煙年数（これをブリンクマン指数と呼びます）が２００以上（たとえば、１日平均20本を20年間吸っている場合のブリンクマン指数は、20本×20年間＝４００となります）

タバコの有害物質の1つ、一酸化炭素の濃度を測定しながら、３カ月間に5回の禁煙指導と治療のための外来通院を行います。治療薬として、貼り薬（ニコチネルＴＴＳ）か飲み薬（チャンピックス）のどちらかを使います。

これらの治療薬は、禁煙したり本数を減らしたりしたときに出現する離脱症状を抑え、禁煙後の体重増加も抑制してくれます。一般に禁煙すると、ニコチンによる基礎代謝増強

	質問内容	はい １点	いいえ ０点
1	自分が吸うつもりよりも、ずっと多くタバコを吸ってしまうことがありましたか？		
2	禁煙や本数を減らそうと試みて、できなかったことがありましたか？		
3	禁煙したり本数を減らそうとしたときに、タバコが欲しくてたまらなくなることがありましたか？		
4	禁煙したり本数を減らしたときに、次のどれかがありましたか？〔イライラ、神経質、落ち着かない、集中しにくい、憂うつ、頭痛、眠気、胃のムカつき、脈が遅い、手のふるえ、食欲または体重増加〕		
5	上記の質問でうかがった症状を消すために、またタバコを吸いはじめたことがありましたか？		
6	重い病気にかかったときに、タバコはよくないとわかっているのに吸うことがありましたか？		
7	タバコのために自分の健康問題が起きているとわかっていても、吸うことがありましたか？		
8	タバコのために自分の次のような精神的問題が起きているとわかっていても、吸うことがありましたか？〔喫煙することによって神経質になったり、不安や抑うつなどの症状が出現したりする状態〕		
9	自分はタバコに依存していると感じることがありましたか？		
10	タバコが吸えないような仕事や付きあいを避けることが何度かありましたか？		
	合計点数		

図 32　ニコチン依存症の診断テスト
（文献 22 を改変）

作用がなくなり、離脱症状として食欲増加作用が出現するために、平均2kgほど体重が増えます。しかし、体重増加はいつまでも続かず、一過性で終わります。

保険外来診療できる条件をクリアできない場合や外来受診を希望しない場合などは、薬局で購入可能なニコチンガム（吸いたいときに噛む）や貼り薬のニコチンパッチなどを実費購入して、自己意思で治療する方法もあります。

おわりに

51歳で出家した女流作家の瀬戸内寂聴さんが、68歳のときに出版した著書『わが性と生』（新潮文庫）の中で、人生の苦楽をともにした老夫婦の老いらくのセックスを、まるで清流で洗いみがかれた2つの石が、河原で寄り添って日の光を浴びているようで、美しくすがすがしく思えるようになった、と表現しておられます。

おそらく多くのカップルが、心のどこかでは美しくすがすがしい老いらくのセックスを享受したいと夢想しているのではないでしょうか。少なくとも私は、そうであってほしいと心より願っています。

本書は、２０１６年2月に西村書店から上梓された『老いない美人 女性ホルモンできれいになる！』の男性版です。男女には性ホルモンの違いを中心に、病気や行動様式に性差が存在します。前書が女性側からの、本書が男性側からの性差を述べて、両者で男女一対となって男女の心身の健康という大きなテーマを相互に補いあって完結することを目指しています。

もう少し具体的には、本書が健全なセックスライフを、前書が健康的な美しさを、それぞれの切り口とし、男性ではテストステロンの、女性ではエストロゲンの活性化と心身のストレス緩和を話題の根底に据えて、今日的な問題の解決策を私流に力説しました。

本書は、主に男性読者を想定してはいるものの、パートナーの女性にもぜひ読んでいただきたいと熱望しています。

本書を通して、「セックスできない夫」や「セックスしたくない妻」が1人でも少なくなって、いつまでも健康で喜びに満ちたセックスライフを享受していただけるのであれば、これほど嬉しいことはありません。

清水一郎

主要参考文献

1）ジェーン・ダ・バーグ編、金澤寛明訳：ビジュアル・アナトミー カラー人体図鑑. 西村書店、2010
2）清水一郎：女性肝臓学入門. 西村書店、2006
3）Shimizu I：Female hepatology
Favorable role of female factors in chronic liver disease, Nova Science, New York, 2009
4）日本泌尿器科学会、日本Men's Health医学会、「LOH症候群診療ガイドライン」検討ワーキング委員会編：LOH症候群 加齢男性性腺機能低下症候群 診療の手引き. じほう、2007
5）渡辺信一郎：秘具秘薬事典 江戸時代の性愛文化. 三樹書房、2014
6）簡易抑うつ症状尺度（QIDS-J）
＜http://www.mhlw.go.jp/bunya/shougaihoken/kokoro/dl/02.pdf＞
7）北村邦夫：第7回 男女の生活と意識に関する調査報告書 2014年 日本人の性意識・性行動. 一般社団法人日本家族計画協会、2015
8）夫婦の性1000人に聞く. 朝日新聞、2001年7月4日
9）Ditzen B, et al：Intranasal oxytocin increases positive communication and reduces cortisol levels during couple conflict. Biological Psychiatry 65: 728-731, 2009
10）Wudarczyk OA, et al：Could intranasal oxytocin be used to enhance relationships? Research imperatives, clinical policy, and ethical considerations. Current Opinion in Psychiatry 26: 474-484, 2013
11）スーザン・マンフォード、原田直子訳：マッサージ入門ガイド コンパクト版. ガイアブックス、2011
12）マンタク・チャほか、柳沢杏奈訳：タオが教える性奥義 ラブメイキングのすべて. 講談社、2004
13）ジェニー・ハーディング、服部由美訳：ハーブ図鑑. ガイヤブックス、2012
14）ウィリアム・シェイクスピア、福田恆存訳：ハムレット. 新潮社、1967
15）ロバート・T・マイケルほか、近藤隆文訳：セックス・イン・アメリカ はじめての実態調査. NHK出版、1996
16）清水一郎：老いない美人 女性ホルモンできれいになる！ 西村書店、2016
17）立木鷹志：媚薬の博物誌. 青弓社、2006
18）香川芳子監修：七訂食品成分表2016. 女子栄養大学出版部、2016
19）独立行政法人国立健康・栄養研究所監修：国民健康・栄養の現状 平成23年厚生労働省国民健康・栄養調査報告より. 第一出版、2015
20）日本医師会編集、西島英利監修：自殺予防マニュアル 第3版 地域医療を担う医師へのうつ状態・うつ病の早期発見と早期治療のために. 明石書店、2014
21）自殺予防総合対策センター編：のめば、のまれる. 2014
＜http://jssc.ncnp.go.jp/archive/old_csp/pdf/nomeba140310.pdf＞
22）厚生労働省健康局がん対策・健康増進課編：禁煙支援マニュアル 第二版. 2013
＜http://www.mhlw.go.jp/topics/tobacco/kin-en-sien/manual/dl/02.pdf＞

著者●清水一郎（しみず・いちろう）
医学博士。性差医療専門医。1952年大阪府生まれ。愛媛大学医学部卒業。米国ペンシルバニア大学医学部博士研究員、徳島大学大学院消化器内科准教授、聖隷横浜病院消化器内科部長などを経て、現在、おひさまクリニック青葉台院長。1998年日本消化器病学会奨励賞、1999年Liver Forum in Kyoto研究奨励賞を受賞。著書に、『女性肝臓学入門』『老いない美人 女性ホルモンできれいになる！』（以上、西村書店）、『患者だった医師が教える糖尿病が消える「ちょっとした」キッカケ16』（幻冬舎ルネッサンス）などがある。

老いない性ライフ　2つの重要なホルモンで活き活き

2017年 8月9日　初版第1刷発行
2017年11月3日　初版第2刷発行

著　者　清水一郎
発行人　西村正徳
発行所　西村書店
東京出版編集部　〒102-0071 東京都千代田区富士見2-4-6
Tel.03-3239-7671　Fax.03-3239-7622
www.nishimurashoten.co.jp
印　刷　三報社印刷株式会社
製　本　株式会社難波製本

ISBN978-4-89013-774-9